Mit freundlichen Grüßen
von Simone u. Stefanie [illegible]

Thieme

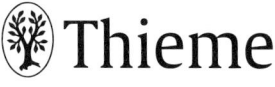

Asthma und allergische Rhinitis

Claus Bachert
Bernd Lange
Johann Christian Virchow

16 Abbildungen
17 Tabellen

Georg Thieme Verlag
Stuttgart · New York

Prof. Dr. Claus Bachert
Universitair Ziekenhuis Gent
Klinik voor Neus-Kell-Oorenheelkunde
De Pintelaan 185
9000 Gent/Belgien

Bernd Lange
Institut für Atemwegsforschung GmbH
Benrodestraße 9
40597 Düsseldorf

Prof. Dr. med. Johann Christian Virchow
Klinik und Poliklinik für Innere Medizin
der Universität Rostock
Abteilung für Pneumologie
Ernst-Heydemann-Straße 6
18057 Rostock

*Bibliografische Information der
Deutschen Bibliothek*

Die Deutsche Bibliothek verzeichnet diese
Publikation in der Deutschen National-
bibliografie; detaillierte bibliografische
Daten sind im Internet über
http://dnb.ddb.de abrufbar.

© 2005 Georg Thieme Verlag KG
Rüdigerstraße 14
D-70469 Stuttgart
Homepage: http://www.thieme.de

Printed in Germany

Umschlaggestaltung: Thieme Verlagsgruppe
Grafiken: Ziegler + Müller, Kirchentellinsfurt
Satz: Ziegler + Müller, Kirchentellinsfurt
Druck: Götz, Ludwigsburg
Buchbinderei: Conzella, Aschheim

ISBN 3-13-133991-8   1 2 3 4 5 6

Geleitwort

Aufgrund der fachärztlichen Trennung des Respirationstraktes in die oberen (HNO) und unteren Atemwege (Pneumologie) sind die eosinophile allergische Rhinitis und das allergische inklusive das intrinsische (nicht IgE-vermittelte) Asthma allzu lange als getrennte Krankheitsbilder gesehen worden.

Die zahlreichen neueren epidemiologischen Untersuchungen dokumentieren nicht nur die enorme Zunahme aller allergischen Erkrankungen, sondern auch die enge Verknüpfung von oberer und unterer Atemwegsentzündung als gegenseitige Risikofaktoren für die Erkrankung an beiden Organsystemen inklusive des Lungenparenchyms (Churg-Strauss-Syndrom), welche unter dem Begriff eosinophile, d. h. meist allergisch ausgelöste Entzündungen des Respirationstraktes gesehen werden müssen. Der berühmte schon früher beschriebene „Etagenwechsel" von allergischer Rhinitis zu Asthma und vice versa wird der Darstellung in diesem Buch nur unvollkommen gerecht. Auch der alte Begriff „Sinu-Bronchiales Syndrom", der die Entzündung der oberen Atemwege und die COPD subsumierte, kann den Krankheitsbildern der „United airways" von heute nicht gerecht werden. Eine kürzlich ergriffene Initiative der WHO hat diesem Sachverhalt mit Leitlinien zur Diagnose und Therapie von „Allergic Rhinitis and its Impact on Asthma" (ARIA) Rechnung getragen und unterstützt in allen wesentlichen Gesichtspunkten die Sichtweise der Autoren dieses Buches. Es ist nicht neu, dass die atopischen oder allergischen Krankheiten eine wesentliche systemische Komponente besitzen und daher bei der vollen Entfaltung der einzelnen Krankheitsbilder auch vorzugsweise eine zunehmend systemische an Stelle der rein topischen Therapie verlangen.

Die Autoren haben ein weites Feld der HNO-ärztlichen und pneumologischen Zusammenarbeit eröffnet, mit großen praxisrelevanten Ansätzen. Es darf in diesem Zusammenhang darauf hingewiesen werden, dass z.B. bei der obstruktiven Schlafapnoe und bei der nichtinvasiven CPAP- und Überdruckbeatmung gemeinsames therapeutisches Bemühen meist zu besseren Erfolgen führt, als abgegrenztes, streng fachärztliches Vorgehen. Schließlich umfassen die vielen Formen der Rhinitis oft auch „Autoimmunerkrankungen" (Wegener'sche Granulomatose,

Sjögren-Syndrom und Sarkoidose), welche diagnostisch und therapeutisch gemeinsam HNO-ärztlich und internistisch-pneumologisch oft erfolgreicher angegangen werden.

Es ist daher ein großes Verdienst der Autoren dieses Buches, nicht nur die Behandlungsstrategien in einprägsamen Merksätzen für den klinisch tätigen Allergologen zusammengefasst zu haben, sondern auch auf die Nähe der HNO-ärztlichen und pneumologischen Tätigkeit hinzuweisen, was in Freiburg seit mehr als 100 Jahren (Erfindung der Bronchoskopie durch Killian, Erstbeschreibung der Mastzelle und der Eosinophilen durch Ehrlich) Tradition hat. Neuerdings ist diese Synergien schaffende, interdisziplinäre Zusammenarbeit auch topographisch realisiert worden, indem klinische Immunologie, Pneumologie und HNO-ärztliche Abteilung unter einem Dach untergebracht sind.

Es ist zu wünschen, dass dieses Buches hilft, die internationalen Richtlinien zur Bekämpfung der zunehmenden Morbidität allergischer Respirationstrakterkrankungen (Ursache unbekannt) im deutschen Sprachbereich schnell zu verbreiten. Auch wenn es nicht gelingen sollte, die zunehmende Morbidität zu senken, so können mit den darin enthaltenen diagnostischen und therapeutischen Ratschlägen die Symptome der leidenden Patienten besser als bisher behandelt werden.

Freiburg, April 2005

Universitätsprofessor Dr. med. Heinrich Matthys
Ärztlicher Direktor emeritus Universitätsklinikum Freiburg

Inhaltsverzeichnis

1 Asthma und allergische Rhinitis – Eine Erkrankung mit zwei Gesichtern

Asthma und allergische Rhinitis gehören zu den häufigsten chronischen Erkrankungen in den westlichen Industriestaaten. Ihre Prävalenzen nehmen weiterhin zu. Die Verbindungen zwischen Asthma und allergischer Rhinitis sind eng und in den letzten Jahren immer mehr in den Mittelpunkt gerückt. Die allergische Rhinitis gilt heute als unabhängiger Risikofaktor für die Entstehung von Asthma bei Erwachsenen und Kindern, was im deutschen Sprachraum schon seit langem mit dem Begriff „Etagenwechsel" beschrieben wird [1]. Während ca. 15–40% der Patienten mit allergischer Rhinitis auch unter Asthma leiden, hatten in entsprechenden Studien über 70% der Patienten mit Asthma auch eine allergische Rhinitis. Asthma und allergische Rhinitis gehen mit einer chronischen Entzündung einher, bei der eosinophile Granulozyten die bronchiale bzw. nasale Schleimhaut infiltrieren. Die Parallelen in der Pathophysiologie dieser Erkrankungen sind zahlreich. Diese Kenntnis hat zu dem Konzept „One Airway – One Disease" oder „Ein-Atemweg-Konzept" geführt, welches Asthma und allergische Rhinitis als Manifestationen eines systemischen Krankheitsprozesses auffasst.

Unter Schirmherrschaft der Weltgesundheitsorganisation (WHO) hat eine Arbeitsgruppe unter dem Titel „*Allergic Rhinitis and its Impact on Asthma* (ARIA)" Leitlinien zur Diagnostik und Therapie der allergischen Rhinitis veröffentlicht, in denen ausdrücklich Asthma als die häufigste Begleiterkrankung erwähnt wird [2]. Diese Leitlinien fordern, bei allergischer Rhinitis das Asthma bzw. vice versa bei Asthma die allergische Rhinitis in die diagnostischen Überlegungen einzubeziehen und vorzugsweise Behandlungsstrategien zu entwickeln, in denen die oberen und die unteren Atemwege berücksichtigt werden. Dabei sind die Asthmaleitlinien der *Global Initiative for Asthma* (GINA) zu beachten, die in ihrer aktuellen Form keine ausdrücklichen Empfehlungen zur Therapie von Patienten mit Asthma *und* Rhinitis enthalten [3]. Trotz dieser Empfehlungen ist die Frage nach der optimalen Therapie für Patienten, die an Asthma und allergischer Rhinitis leiden, aus Sicht der evidenzbasierten Medizin nicht abschließend beantwortet.

Rhinitis und Asthma haben nach heutiger Kenntnis verschiedene Gemeinsamkeiten in ihrer Pathogenese. Aktivierte, allergenspezifische

T-Lymphozyten, aber auch andere Zellen regulieren die Entzündung, indem sie Zytokine und Chemokine wie Interleukin-5 und Eotaxin freisetzen, die eosinophile Granulozyten aktivieren und anlocken, was u. a. den Zustrom dieser Zellen in die Atemwege reguliert. Aber auch Substanzen wie die Cysteinylleukotriene, die sowohl in der Nase, als auch in den unteren Atemwegen in erhöhter Konzentration freigesetzt werden, kommen als gemeinsame Mediatoren von Entzündung und Funktionseinschränkung infrage. Leukotriene verursachen Bronchokonstriktion, Schleimhautödem und vermehrte Sekretbildung, wodurch ihnen zentrale Bedeutung in der Unterhaltung der Atemwegsentzündung zugeschrieben wird. Tierexperimentelle Untersuchungen legen nahe, dass Leukotriene auch an Remodelingvorgängen der unteren Atemwege beteiligt sein könnten, die nach neuesten Kenntnissen bereits sehr früh im Verlauf einer allergischen Atemwegserkrankung einsetzen. Auch bei der allergischen Rhinitis sind Leukotriene nicht nur an der Sofortreaktion nach Allergenkontakt beteiligt, sondern auch an der chronisch persistierenden Entzündung der Nasenschleimhaut. Nicht zuletzt, weil spezifische Antagonisten gegen Leukotriene bei der Therapie sowohl des Asthmas als auch der allergischen Rhinitis symptomlindernde Wirkung haben und einen Rückgang der entzündlichen Infiltrate mit Eosinophilen bewirken, geht man heute davon aus, dass Leukotriene in der Pathogenese der allergischen Rhinitis und des Asthma bronchiale bedeutsame Mediatoren der klinischen Funktionseinschränkungen sind. Einer Reihe anderer Mediatoren wie IL-13 und Eotaxin, Adhäsionsmolekülen wie CCR3 und vielen anderen kommt möglicherweise ebenfalls entscheidende Bedeutung in der Pathogenese zu, jedoch ist deren klinischer Stellenwert derzeit noch nicht abzuschätzen. Darüber hinaus etablieren sich das autonome Nervensystem und neurale Wachstumsfaktoren wie BDNF (brain derived neurotrophic factor), die bei Allergenkontakt in erhöhter Konzentration nachgewiesen werden und verschiedene pathophysiologische Charakteristika der Atemwegsentzündung auslösen und unterhalten können, als weitere interessante Facette der multikausalen Pathogenese allergischer Atemwegserkrankungen.

In diesem Band wird zunächst der epidemiologische und pathophysiologische Zusammenhang zwischen Asthma und Rhinitis erläutert. Dann werden Diagnostik und Therapie praxisnah, den aktuellen internationalen Leitlinien folgend, dargestellt. Hervorgehoben wird das diagnostische und therapeutische Vorgehen bei Patienten mit Asthma *und* Rhinitis. So soll dieser Beitrag nicht nur darauf aufmerksam machen, dass diese Erkrankungen oft gemeinsam auftreten. Auch die oft unterschätzten Folgen für die Patienten werden mit Anregungen für die tägliche Diagnostik und Therapie dieser Krankheitsbilder verbunden.

Gent, Rostock, Düsseldorf, im Februar 2005

C. Bachert
J. C. Virchow
B. Lange

Ausgewählte Literatur

1 Bachert C. Etagenwechsel bei respiratorischen Erkrankungen. Atemw-Lungenkrkh 1997; 23: 588 – 591
2 Bousquet J, Van Cauwenberge P, Khaltaev N, and the ARIA Workshop Group. Allergic Rhinitis and its Impact on Asthma. ARIA. In collaboration with the World Health Organisation. J Allergy Clin Immunol 2001; 118 (Suppl 10): 1 – 315
3 National Institutes of Health, World Health Organization. Global Initiative for Asthma: Global strategy for asthma management and prevention. NHLBI/WHO Workshop Report. Bethesda, MD: National Institutes of Health, National Heart, Lung, and Blood Institute, 1995 (updated 2003); www.ginasthma.com

2 Epidemiologie: Asthma ohne Rhinitis?

Die Prävalenz der allergischen Rhinitis wird in Mitteleuropa mit ca. 15 – 20% angegeben, die des Asthmas mit ca. 5 – 15%. Die allergische Rhinitis ist je nach geografischer Region etwa zwei- bis dreimal häufiger als Asthma [1,2]. Manifestationsalter der allergischen Rhinitis ist das Kindes- und Jugendalter. Bei etwa 70% der Patienten treten die ersten Symptome vor dem 16. Lebensjahr auf. Obwohl Asthma bei Kindern häufiger als bei Erwachsenen auftritt, ist die Differenzialdiagnose im Kleinkindesalter (obstruktive Bronchitis/Bronchiolitis) schwierig. Die Symptomatik kann sehr wechselhaft sein und vereinzelt völlig verschwinden, um dann in Einzelfällen im Erwachsenenalter wieder aufzutreten. Je nach Untersuchung und Quelle leiden bis zu 40% der Erwachsenen mit einer allergischen Rhinitis auch an Asthmasymptomen. Patienten mit perennialer allergischer Rhinitis (PAR) sind dabei häufiger betroffen als Patienten mit saisonaler allergischer Rhinitis (SAR). Umgekehrt leiden 30 bis 70% aller Patienten mit Asthma auch an einer allergischen Rhinitis. Einzelne, detailliertere Untersuchungen legen nahe, dass der Anteil der Patienten mit allergischem Asthma, die zugleich an einer allergischen Rhinitis leiden, bei Erwachsenen sogar bis zu 99% und bei Jugendlichen bis zu 95% betragen soll [3]. Bei Patienten mit Asthma und einer Hausstaubmilben-Sensibilisierung litten wiederum 92% auch an einer Rhinitis [4]. Die Manifestation der allergischen Rhinitis geht dem Asthma häufig voraus, wofür sich im deutschen Sprachraum der Begriff „Etagenwechsel" eingebürgert hat. Dieser Begriff suggeriert jedoch fälschlicherweise, dass die Rhinitis zugunsten eines Asthmas zurückgeht. Dies ist jedoch nur selten der Fall. Bei 738 Studenten, die über 23 Jahre beobachtet wurden und bei denen zuvor bereits eine allergische Rhinitis und/oder ein Asthma bronchiale bestanden oder sich im Verlauf dieser Langzeitbeobachtung entwickelten, hatten 86% der Patienten mit Asthma auch eine allergische Rhinitis, während bei 21% der Betroffenen mit einer allergischen Rhinitis während dieser Zeit ein Asthma hinzu kam. 45% der Patienten mit Asthma und saisonaler allergischer Rhinitis berichteten dabei, dass sich das Asthma erst nach der allergischen Rhinitis manifestierte, während bei 35% zuerst das Asthma auftrat. Bei weiteren 21% traten allergische Rhinitis und

Asthma praktisch zur selben Zeit auf. Bei Untersuchung der Patienten mit perennialer allergischer Rhinitis hatten 39% zuerst rhinitische Beschwerden, zu denen sich im Verlauf Asthma hinzugesellte, während 31% zunächst Asthma und dann allergische Rhinitis entwickelten. Bei 31% der Betroffenen mit perennialer Rhinitis traten Asthma und Rhinitis gleichzeitig auf [5]. Folglich ist davon auszugehen, dass die allergische Rhinitis bei mehr als 80% der Patienten vor oder zumindest gleichzeitig mit der Erstmanifestation eines Asthmas auftritt. Andererseits erlaubte diese Untersuchung auch, einen „retrograden Etagenwechsel" zu postulieren, da sich bei ca. 31–35% der Patienten eine allergische Rhinitis infolge eines Asthma bronchiale entwickelte. Das Risiko der Studenten, die bereits zu Beginn der Studie an einer allergischen Rhinitis litten, im weiteren Verlauf ein Asthma zu entwickeln, lag etwa dreimal höher als bei asymptomatischen Studienteilnehmern. Retrospektiv konnte in einer anderen Studie gezeigt werden, dass 37% der Untersuchten innerhalb von neun Jahren nach Erstmanifestation einer allergischen Rhinitis auch ein Asthma entwickelten. Jüngere Kinder mit allergischer Rhinitis entwickeln dabei Asthma offenbar schneller als Erwachsene: In der *Multicenter Allergy Study* bekamen 30–40% der Fünf- bis Siebenjährigen mit einer allergischen Rhinitis aufgrund einer Pollensensibilisierung innerhalb von zwei Jahren auch asthmatische Beschwerden. In der *Preventive Allergy Treatment Study*, die den Einfluss einer subkutanen Immuntherapie zur Prävention von Asthma bei Kindern mit saisonaler allergischer Rhinitis untersuchte, entwickelten aus dieser Risikogruppe von 6–14 Jahre alten Kinder 44% innerhalb von drei Jahren auch asthmatische Beschwerden während des Pollenfluges, was sich durch subkutane Immuntherapie vermindern ließ.

Die Erstmanifestation des allergischen Asthmas liegt meist bereits im Kindes- oder Jugendalter. Bis zu 90% der asthmatischen Kinder sind atopisch veranlagt. Asthma mit Erstmanifestation im Erwachsenenalter ist hingegen seltener mit einer atopischen Diathese assoziiert (nur ca. 30% sollen nachweisbare Allergien gegen ubiquitäre Inhalationsallergene aufweisen). Damit vereinbar sind Befunde aus den USA, nach denen bei 59% der Patienten, deren Asthma vor dem 25. Lebensjahr auftrat, auch eine allergische Rhinitis diagnostiziert worden war. Hingegen hatten weniger als 15% eine allergische Rhinitis, wenn das Asthma erst nach dem 40. Lebensjahr diagnostiziert wurde. In einer Studie aus Frankreich hatten 66,7% der Patienten mit einem allergischen Asthma auch Beschwerden einer saisonalen allergischen Rhinitis. Bei den nicht allergischen Asthmatikern bestand dagegen öfter eine chronische Sinusitis oder eine Polyposis nasi [6]. Diese Befunde bestätigen die klinische Erfahrung, dass bis zu 80% aller Patienten mit nicht allergischem

Tabelle 2.1 Epidemiologische Erkenntnisse zu Asthma und Rhinitis

	Lebenszeitprävalenz bzw. prozentualer Anteil
Allergische Rhinitis	15 – 20 % der Bevölkerung
Asthma	5 – 15 % der Bevölkerung
Asthmatiker mit Rhinitis in Studien	80 – 100 % → 4 % bis 15 % der Bevölkerung
Rhinitiker mit Asthma in Studien	bis zu 40 % → bis zu 8 % der Bevölkerung
Auftreten	
1. Rhinitis → 2. Asthma	39 – 45 % [5] der Patienten mit Asthma und Rhinitis (Zeitraum: 40 % in 10 Jahren, Kinder 30 – 40 % in 2 Jahren bei SAR)
Asthma und Rhinitis etwa gleichzeitig	21 – 31 % [5] der Patienten mit Asthma und Rhinitis
1. Asthma → 2. Rhinitis	31 – 35 % [5] der Patienten mit Asthma und Rhinitis (Zeitraum: 2 Jahre? [7])

Einige epidemiologische Kennzahlen zum Zusammenhang zwischen Asthma und allergischer Rhinitis. In den oberen beiden Zeilen sind Lebenszeitprävalenzen angegeben.

Asthma auch unter Beschwerden von Seiten der Nase und der Nasennebenhöhlen leiden, die sich oft nur schlecht von allergischen Symptomen differenzieren lassen. Die enge Beziehung zwischen den Beschwerden der oberen und unteren Atemwege wird in einer weiteren Studie unterstrichen, in der die Mehrzahl der Asthmatiker mit einer Rhinitis angab, dass sich die Beschwerden von Seiten des Asthmas und der Rhinitis innerhalb von nur zwei Jahren erstmals manifestierten [7]. Es ist daher davon auszugehen, dass Patienten mit allergischem Asthma relativ rasch nach Beginn des Asthmas auch eine allergische Rhinitis entwickeln, während der Übergang einer allergischen Rhinitis zu einem Asthma bronchiale („Etagenwechsel") langsamer vonstatten geht. Der klinische Eindruck eines regelhaften Etagenwechsels von der Nase zur Lunge täuscht also, und ist auf die wesentlich höhere Prävalenz der Rhinitis zurückzuführen. Die Beobachtung einer hohen Komorbidität dagegen ist unzweifelhaft. Tabelle 2.1 gibt einen Überblick über epidemiologische Daten zu Asthma und Rhinitis.

Nach epidemiologischen Untersuchungen sind das Merkmal Atopie und die Diagnose einer allergischen Rhinitis oder eines Asthmas bis zum 6. Lebensjahr miteinander korreliert. Bei älteren Populationen ist eine atopische Diathese nur noch ein Risikofaktor für die Entstehung einer allergischen Rhinitis. Untersuchungen nach der Wiedervereinigung Deutschlands zeigten, dass Atopie und allergische Rhinitis bei Kindern in Ostdeutschland häufiger wurden und sich der Prävalenz im Westen anpassten, während die Asthmaprävalenz im gleichen Zeitraum im Wesentlichen unverändert blieb [8]. In der Tat haben nicht alle Länder mit einer vergleichsweise hohen Rhinitisprävalenz auch eine hohe Prävalenz für Asthma. Welche Voraussetzungen, Mechanismen und Merkmale zur Entwicklung von Asthma und/oder allergischer Rhinitis beitragen, ist bis heute ungewiss. Genetische Marker, die spezifisch entweder mit Asthma oder mit Atopie/allergischer Rhinitis assoziiert sind, legen zudem einen vererbbaren Anteil an dieser multifaktoriellen Genese allergischer Atemwegserkrankungen nahe. Die Tatsache aber, dass allergische Rhinitis auch im Erwachsenenalter überzufällig oft ein Asthma nach sich zieht, erlaubt es, die Rhinitis als einen atopieunabhängigen Risikofaktor des Asthmas zu bezeichnen.

In der bereits erwähnten Studie an amerikanischen Collegestudenten ergab sich im 23-jährigen Untersuchungszeitraum, dass sich asthmatische Beschwerden in engem Zusammenhang mit den Beschwerden von Seiten der Rhinitis entwickeln: Ließ die Rhinitis nach, besserte sich auch das Asthma, während eine Exazerbation der allergischen Rhinitis mit einer Persistenz der Asthmabeschwerden korrelierte [9].

Bei Patienten mit allergischer Rhinitis, die (noch) kein Asthma berichten, lässt sich je nach Studie bei 11–48% eine bronchiale Hyperreagibilität (BHR) während der Pollensaison nachweisen, was als Charakteristikum eines Asthma bronchiale gilt. Diese BHR wird durch Inhalation von Methacholin, Carbachol oder anderen bronchoaktiven Substanzen nachgewiesen, wenn sich nach Inhalation einer definierten Konzentration (PC_{20}) oder Dosis (PD_{20}) der Provokationslösung die forcierte exspiratorische Einsekundenkapazität (FEV_1) um $\geq 20\%$ verringert. Dass eine BHR Risikofaktor und Vorbote eines sich entwickelnden Asthmas sein könnte, wird zwar angenommen, ist aber nicht zweifelsfrei bewiesen. Andererseits finden sich bei Patienten mit Asthma, die subjektiv nicht unter einer Rhinitis leiden, vermehrt Eosinophile in der Nasenschleimhaut [10]. Aus diesen Beobachtungen lässt sich schließen, dass entzündliche Veränderungen in allen Abschnitten des Atemtraktes bestehen, die, auch wenn sie noch unterhalb der Wahrnehmungsschwelle liegen, dennoch die pathogenetische Vorstellung untermauern, dass es sich bei der allergischen Rhinitis und dem allergischen Asthma bronchiale um eine gemeinsame Manifestation einer Erkrankung im Atemtrakt handelt.

Zusammenfassung

- Asthma und allergische Rhinitis treten überzufällig häufig gemeinsam auf.
- Ca. 40 % der Patienten mit allergischer Rhinitis haben auch Asthma und bis zu 99 % der Patienten mit einem allergischen Asthma leiden auch unter Beschwerden der Nase.
- Die allergische Rhinitis ist unabhängiger Risikofaktor für die Entwicklung eines Asthma bronchiale.
- Innerhalb von 10 Jahren entwickeln ca. 40 % der Patienten mit allergischer Rhinitis asthmatische Beschwerden; bei 30 % aller Kinder mit allergischer Rhinitis entwickelt sich ein Asthma sogar innerhalb von 2 Jahren.
- Auch wenn sich bei einem Asthma keine Symptome einer Rhinitis eruieren lassen, finden sich in der Schleimhaut der Nase Zeichen einer allergischen Entzündung. Und bei scheinbar lungengesunden Patienten mit Rhinitis lässt sich als Zeichen einer organübergreifenden Ausdehnung der Erkrankung häufig eine Hyperreagibilität der unteren Atemwege nachweisen.
- Je stärker der Schweregrad bzw. je länger die Dauer einer allergischen Rhinitis, desto wahrscheinlicher tritt auch ein allergisches Asthma auf.
- Gehen die Beschwerden einer allergischen Rhinitis zurück, kann sich auch ein begleitendes Asthma bessern.

Ausgewählte Literatur

1 Bousquet J, Van Cauwenberge P, Khaltaev N, and the ARIA Workshop Group: Allergic Rhinitis and its Impact on Asthma. ARIA. In collaboration with the World Health Organisation. J Allergy Clin Immunol 2001; 118 (Suppl 10): 1 – 315

2 National Institutes of Health, World Health Organization. Global Initiative for Asthma: Global strategy for asthma management and prevention. NHLBI/WHO Workshop Report. Bethesda, MD: National Institutes of Health, National Heart, Lung, and Blood Institute, 1995 (updated 2003); www.ginasthma.com

3 Kapsali T, Horowitz E, Diemer F, Togias A. Rhinitis is ubiquitous in allergic asthmatics [abstract]. J Allergy Clin Immunol 1997; 99: 138

4 Terreehorst I, Oosting AJ, Tempels-Pavlica Z, de Monchy JG, Bruijnzeel-Koomen CA, Hak E, van Wijk RG. Prevalence and severity of allergic rhinitis in house dust mite-allergic patients with bronchial asthma or atopic dermatitis. Clin Exp Allergy 2002; 32: 1160 – 1165

5 Greisner WA, Settipane RJ, Settipane GA. Co-existence of asthma and allergic rhinitis: a 23-year follow-up study of college students. Allergy Asthma Proc 1998; 19: 185 – 188

6 Romanet-Manent S, Charpin D, Magnan A, Lanteaume A, Vervloet D, and the EGEA Cooperative Group. Allergic vs. nonallergic asthma: what makes the difference? Allergy 2002; 57: 607 – 613

7 Yacoob I, Elango S. Association of rhinitis in adult asthmatics. Asian Pac J Allergy Immunol 1991; 9: 39 – 43

8 Von Mutius E, Weiland SK, Fritzsch C, Duhme H, Keil U. Increasing prevalence of hay fever and atopy among children in Leipzig, East Germany. Lancet 1998; 351: 862 – 866

9 Greisner WA, Settipane RJ, Settipane GA. The course of asthma parallels that of allergic rhinitis: a 23-year follow-up of college students. Allergy Asthma Proc 2000; 21: 371 – 375

10 Gaga M, Lambrou P, Papageorgiou N, Koulouris NG, Kosmas E, Fragakis S, Sofios C, Rasidakis A, Jordanoglou J. Eosinophils are a feature of upper and lower airway pathology in non-atopic asthma, irrespective of the presence of rhinitis. Clin Exp Allergy 2000; 30: 663 – 669

3 Pathophysiologie: Mediatoren und Symptome

3.1 Asthma: Entzündung und Remodeling

Asthma ist eine chronisch entzündliche Erkrankung, bei der eine Vielzahl von Mediatoren eine Rolle spielen. Diese werden von verschiedenen Zellen wie den Eosinophilen und den Mastzellen gebildet, die sich in erhöhter Anzahl in den Atemwegen nachweisen lassen. Dennoch sind die exakten Mechanismen, welche die allergische Sensibilisierung und die Entwicklung eines chronisch persistierenden Asthmas verbinden und unterhalten, bis heute ungeklärt.

Eosinophile Granulozyten finden sich beim Asthma im peripheren Blut, dem Sputum und in Schleimhautbiopsien in erhöhter Zahl. Eigenschaften der Eosinophilen wie die Freisetzung kationischer Proteine, die Fähigkeit zur Bildung verschiedener Zytokine und Mediatoren sowie die Bildung von Leukotrienen in hoher Konzentration haben zu der Vorstellung geführt, dass dieser Zelltyp bei der Pathogenese des Asthmas eine bedeutende Rolle spielt. In der Tat korreliert die Zahl der Eosinophilen gut mit funktionellen Einschränkungen des Asthmas. Zudem weist eine Eosinophilie beim Asthma darauf hin, dass die Obstruktion des Patienten auf eine Therapie mit Kortikosteroiden gut ansprechen wird. Neben Glukokortikosteroiden ließ sich auch für Leukotrien-Rezeptor-Antagonisten zeigen, dass sie die Eosinophilie reduzieren können, was mit einer funktionellen Verbesserung der Atemwegsobstruktion einhergeht.

Aktivierte Lymphozyten stimulieren durch Freisetzung von Interleukin (IL)-4 und IL-13 die Bildung von IgE durch B-Lymphozyten und können mithilfe anderer Zytokine wie IL-5, GM-SCF und IL-3 die Eosinophilie steuern. IL-13, das außerdem aus Basophilen freigesetzt wird, scheint eine bedeutende Rolle im Rahmen asthmatischer Veränderungen zu spielen. Es aktiviert Eosinophile, unterhält die IgE-Synthese und ist mit einer Reihe von persistierenden Schleimhautveränderungen assoziiert, welche die Bezeichnung Atemwegs-Remodeling erhielten. Hierunter versteht man strukturelle Umbauvorgänge in den Atemwegen infolge der chronischen Entzündung, die aus der primär gut reversiblen Atemwegsobstruktion des leichten Asthmas eine zunehmend therapierefraktäre, irreversible Obstruktion entstehen lassen.

Die endobronchiale Entzündung des Asthmas, die sich bis in die kleinen Atemwege verfolgen lässt, führt zu einem Verlust des Atemwegsepithels mit daraus resultierender Schrankenstörung und Freilegung der Basalmembran. Aktivierte Epithelzellen sind ebenfalls in der Lage, eine Reihe von Mediatoren und Zytokinen freizusetzen, welche die Entzündung unterhalten und propagieren können. Andererseits können Epithelzellen auch protektive Faktoren wie das PGE_2 freisetzen. Geht dieses Epithel im Rahmen der asthmatischen Entzündung verloren, kommt es auch zu einer Imbalance der protektiven Faktoren und einem relativen Überwiegen der bronchokonstriktorischen Aktivität.

Auch Makrophagen sind beim Asthma bronchiale aktiviert und können Mediatoren wie Leukotriene und Zytokine freisetzen. Das exakte Zusammenspiel dieser Faktoren und zellulären Systeme ist bis heute unklar. Die Vorstellung, dass eine spezifische T-Lymphozyten-Subpopulation, die so genannten TH_2-Zellen, die Entzündung beim Asthma steuern, ist heute in den Hintergrund getreten, da sich einerseits durch anti-TH_2-gerichtete Interventionen (z.B. die therapeutische Gabe von IFN-γ) keine signifikanten Verbesserungen ergaben, andererseits die Aktivierung von TH_2-Zellen der Zeit unmittelbar nach Allergenkontakt vorbehalten ist, während chronisches Asthma in Abwesenheit einer Allergenexposition eher Charakteristika einer TH_1-Erkrankung trägt. Daraus resultiert die pathogenetische Vorstellung, dass Asthma eine chronisch entzündliche Erkrankung sui generis sein könnte, die durch eine allergische Sensibilisierung verschlimmert und unterhalten werden kann.

Auch Mastzellen kommen beim Asthma in erhöhter Zahl in den Atemwegen vor. Sie spielen eine wesentliche Rolle in der Pathogenese der allergischen Frühreaktion, die wenige Minuten nach Allergenkontakt einsetzt. Inwieweit Mastzellen an der Pathogenese des chronischen Asthmas beteiligt sind, ist bis heute unklar.

Schließlich spielen neuronale Vorgänge in der Entstehung der bronchialen Hyperreagibilität eine offenbar wichtige Rolle. Wachstumsfaktoren für Neurone, die so genannten Neurotrophine, werden nach Allergenkontakt lokal in der Lunge in erhöhter Konzentration nachgewiesen und sind mit der Lungenfunktionseinschränkung und der bronchialen Hyperreagibilität korreliert.

3.2   Allergische Rhinitis: Eine persistierende Entzündung

Anders als im unteren Respirationstrakt wird die respiratorische Schleimhaut im Bereich der Nase von knöchernen Strukturen getragen und umgeben. Der Schwellungszustand der Schleimhaut unterliegt dabei einer nervalen Regulation, die über den Füllungszustand der Gefäßstrukturen ein wechselseitiges An- und Abschwellen steuert (Nasenzyklus). Der Nasenzyklus ist wesentlich an den Funktionen der Nase, der Befeuchtung, Erwärmung, Reinigung und der Formung des Atemwegswiderstandes beteiligt. Die Nase verfügt über unspezifische Abwehrmechanismen, wie die mukoziliäre Clearance und verschiedene Enzyme im Nasensekret, sowie die in den letzten Jahren stark beforschte angeborene (innate) Immunität. Dazu kommen spezifische adaptive, humorale (vor allem das sekretorische IgA) und zelluläre Abwehrmechanismen. In der Nasenschleimhaut sind zu diesem Zweck antigenverarbeitende Zellen wie Makrophagen und dendritische Langerhans-Zellen ebenso zu finden wie B- und T-Lymphozyten, wobei Immunoglobuline auch ortsständig synthetisiert werden können.

In der Sensibilisierungsphase der allergischen Rhinitis (Übersicht [1]) spielen zunächst antigenpräsentierende Zellen eine entscheidende Rolle. Dendritische Zellen nehmen das Allergen auf und transportieren es zu nachgeschalteten lymphatischen Organen (Waldeyer-Rachenring und Halslymphknoten), in denen allergenspezifische IgE-Antikörper gebildet und sekundär in die Nasenschleimhaut transportiert werden. Ein Teil des IgE kann dabei auch lokal gebildet werden.

Bei einer symptomatischen allergischen Rhinitis ist die Zahl der CD4-positiven T-Helfer-Zellen des Subtyps TH_2 erhöht, die verschiedene Zytokine wie Interleukin (IL)-4, IL-5 und IL-13 sowie Chemokine (zur Zellrekrutierung) synthetisieren, die bei der allergischen Sensibilisierung eine Rolle spielen. Mastzellen der Schleimhaut, die an ihrer Oberfläche allergenspezifisches IgE an hochaffinen Rezeptoren tragen, sowie eosinophile Granulozyten sind in ihrer Anzahl erhöht, während basophile Granulozyten nur kurz nach einem Allergenkontakt nachzuweisen sind.

Die Reaktion auf Allergenkontakt wird in eine **Sofort-** und eine **Spätphase** unterschieden [1], wobei die Sofortphase durch die rasche Freisetzung von Histamin, Prostaglandinen und Leukotrienen sowie weiteren Mastzellmediatoren gekennzeichnet ist. Gleichzeitig werden innerhalb von wenigen Stunden proinflammatorische Zytokine freigesetzt, die neben den Endothelzellen auch die TH_2-Lymphozyten aktivieren. Unter deren Kontrolle lässt sich nach etwa 3 bis 4 Stunden der Beginn der Spätphase an der Einwanderung von eosinophilen Granulozyten, dem Nachweis eosinophiler Mediatoren im Nasensekret und der Freisetzung atopieassoziierter Zytokine festmachen. Diese Zytokine können das Endothel aktivieren und mithilfe von Chemokinen die selektive Migration von Entzündungszellen wie den Eosinophilen in Gang setzen. Die Mediatoren, die sich bei der allergischen Rhinitis nachweisen lassen, sind mit einer „chronischen Spätphasenreaktion" vereinbar. Die Histaminwerte sind nur mäßiggradig erhöht, während Mediatoren aus Eosinophilen überwiegen. Diese Veränderungen, die sich selbst bei fehlender Allergenexposition und auch ohne klinisch fassbare Beschwerden finden, werden als **„minimale persistierende Entzündung"** bezeichnet [2]. Die allergische Entzündung gilt heute als Ursache der klinischen Symptome und wird auch mit der **Hyperreagibilität** gegen unspezifische Stimuli in Verbindung gebracht. In der Nase werden durch diese Entzündung der Nasenzyklus, die mukoziliäre Clearance und der Geruchssinn gestört.

Niesreiz entsteht, wenn sensorische Nervenfasern im Epithel, vornehmlich durch Histamin, aber auch durch Bradykinin und evtl. Neuropeptide gereizt werden. An den Augen führen die selben Mediatoren zu einer Konjunktivitis. Die gesteigerte Sekretion der Nase beruht zum einen auf einer reflektorischen parasympathischen Stimulation, zum anderen auf einer direkten Aktivierung submuköser Drüsen- und Becherzellen. Durch Dilatation und Füllung der venösen Sinusoide wird die Nasenatmung akut verlegt, während die persistierende Obstruktion der Nasenpassage mit der Entzündung der Schleimhaut korreliert.

3.3 Asthmapathophysiologie: Rolle der Cysteinylleukotriene

Beim Asthma bronchiale wurde in den letzten Jahrzehnten eine große Zahl von Mediatoren in erhöhter Konzentration nachgewiesen, die in vitro, im Tierversuch oder nach exogener Verabreichung Aspekte der Erkrankung imitieren konnten. Aus dieser Menge an pathogenetisch potenziell bedeutsamen Substanzen haben sich aber bislang nur die Cysteinylleukotriene als klinisch relevante Botenstoffe in der Asthmapathophysiologie nachweisen lassen. Diese Cysteinylleukotriene (CysLT) werden aus der Arachidonsäure gebildet, die wiederum durch die Phospholipase aus der Zellmembran freigesetzt wird. In einem weiteren katalytischen Schritt entsteht aus Arachidonsäureabkömmlingen mithilfe der 5-Lipoxygenase (5-LO) und dem 5-LO-aktivierenden Protein (FLAP) Leukotrien (LT)A_4. Letzteres kann zu LTB_4 hydrolysiert werden oder durch die LTC_4-Synthase mit Glutathion verbunden zu LTC_4

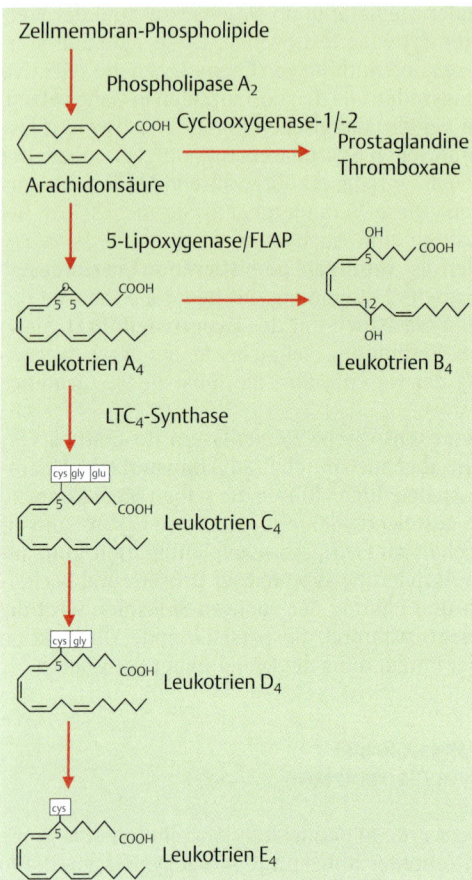

Abb. 3.**1**   Synthese der Cysteinylleukotriene aus der Arachidonsäure über den 5-Lipoxygenaseweg. Ebenfalls aus der Arachidonsäure entstehen mithilfe der Cyclooxygenasen die Prostaglandine und Thromboxane.

umgewandelt werden (Abb. 3.**1**). LTC_4 wird extrazellulär zu LTD_4 und LTE_4 metabolisiert. LTE_4 ist ein vergleichsweise stabiler Metabolit, der zum Teil mit dem Urin ausgeschieden wird. LTC_4, LTD_4 und LTE_4, die früher als Slow-Reacting Substance of Anaphylaxis (SRSA) beschrieben wurden, tragen die Aminosäure Cystein aus dem Glutathion, weshalb sie Cysteinylleukotriene genannt werden. Leukotriene verbinden sich mit spezifischen Rezeptoren, von denen der $CysLT_1$-Rezeptor in den Atemwegen eine entscheidende Rolle spielt [3]. CysLT werden von Mastzellen, Eosinophilen, Basophilen und Makrophagen gebildet.

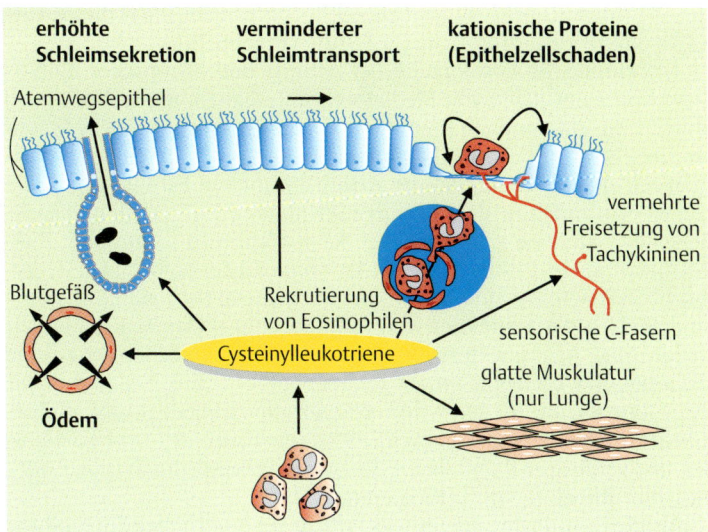

Abb. 3.**2** Rolle der Cysteinylleukotriene in der Pathogenese von Asthma und allergischer Rhinitis.

CysLT verursachen nach exogener Verabreichung verschiedene Wirkungen, die in der Pathophysiologie eines Asthmaanfalls eine Rolle spielen: CysLT sind bis zu 5000fach stärker bronchokonstriktorisch wirksam als Histamin, steigern den bronchialen Blutfluss und die Gefäßpermeabilität und führen so zum Schleimhautödem. Die Schleimproduktion in den Atemwegen nimmt durch Leukotriene zu, während die Zilientätigkeit des bronchialen Flimmerepithels gehemmt wird. Folge ist eine verminderte mukoziliäre Clearance (Abb. 3.**2**) [4].

Nach bronchialer Allergen-, CysLT-, aber auch nach unspezifischer Provokation steigen die CysLT-Konzentrationen im Sputum und die LTE_4-Ausscheidung im Urin an. Andererseits lassen sich beim Menschen asthmatische Beschwerden und FEV_1-Abfall nach Allergenprovokation durch Vorbehandlung mit Leukotrienantagonisten hemmen. Die bronchoprotektive Wirkung einer mindestens fünftägigen Vortherapie mit den $CysLT_1$-Rezeptorantagonisten Montelukast, Pranlukast und Zafirlukast auf die unspezifische Provokation mit Histamin, Methacholin und Adenosinmonophosphat bei Asthmatikern ließ sich kürzlich in einer Metaanalyse nachweisen, nach der sich die PD_{20} (Provokationsdosis, die einen 20-prozentigen FEV_1-Abfall hervorruft) unter dieser Therapie um 0,85 logarithmische Dosisstufen erhöht [5].

Die chronische Eosinophilie bei Asthma und allergischer Rhinitis wird von einer Reihe von Mediatoren unterhalten, unter ihnen auch durch CysLT. Eosinophile Granulozyten können zudem basische Proteine freisetzen (z.B. *Eosinophil Cationic Protein*, ECP), deren Konzentration mit dem Schweregrad der Asthmasymptome korreliert und von denen man annimmt, dass sie durch Schädigung des Epithels und nachfolgende Aktivierung sensorischer Nervenfasern (u.a. Substanz P als Mediator) an der Pathogenese des Asthmas und der bronchialen Hyperreagibilität beteiligt sind. CysLT wirken chemotaktisch auf Eosinophile und fördern die Expression von Adhäsionsmolekülen (auf Endothelzellen) und Adhäsionsrezeptoren (auf Entzündungszellen), was eine Adhäsion der Eosinophilen am Gefäßendothel ermöglicht und damit die Voraussetzung für deren Gewebsinfiltration darstellt. CysLT inhibieren in vitro den programmierten Zelltod (die Apoptose) von Eosinophilen und verlängern damit deren Überleben, was sich durch Leukotrien-Rezeptor-Antagonisten (LTRA) hemmen lässt.

Als übergeordnetes, steuerndes Prinzip der bronchialen Entzündung mit Eosinophilen wird die Polarisierung des Immunsystems zu einer durch aktivierte TH_2-Lymphozyten (T-Helferzellen Typ 2) dominierten Reaktionslage angenommen. Entsprechend werden in den Atemwegen von Asthmatikern nach Allergenprovokation vornehmlich proinflammatorische TH_2-Zytokine wie Interleukin (IL)-4, -5, -13 und *Granulocyte Macrophage-Colony Stimulating Factor* (GM-CSF) nachgewiesen. Zwischen diesen Zytokinen und den CysLT bestehen verstärkende Wechselbeziehungen. CysLT fördern die Bildung von TH_2-Zytokinen, was durch Leukotrien-Antagonisten gehemmt werden kann. Umgekehrt verstärken IL-4, IL-5, GM-CSF und andere Zytokine die CysLT-Synthese in verschiedenen Zelltypen. Darüber hinaus fördern Zytokine wie IL-4, IL-5 und IL-13 die Expression des $CysLT_1$-Rezeptors [6].

Nach der klassischen Vorstellung verursachen die allergische Sensibilisierung und nachfolgender Allergenkontakt eine TH_2-dominierte Entzündung einerseits. Andererseits sollen beim Asthma bronchiale schon sehr früh Remodelingvorgänge der Bronchialwand mit Zunahme des submukösen Drüsenkörpers, Verdickung der Basalmembran, Fibrosierung der Adventitia und Submukosa und vor allem eine Hypertrophie und Hyperplasie der Bronchialmuskulatur für zunehmend irreversible Atemwegsobstruktion verantwortlich sein. Offenbar bestehen diese Remodelingvorgänge in den Bronchien schon bei kindlichem Asthma und können der klinischen Manifestation um Jahre vorausgehen. Nach neuesten Erkenntnissen ist dieses Remodeling jedoch nicht Folge der

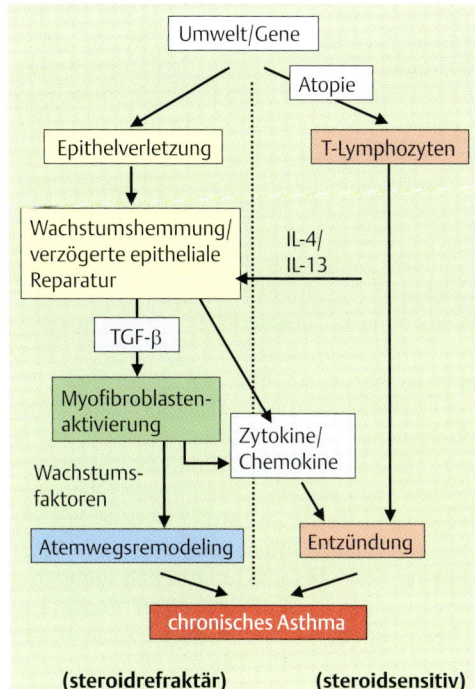

Abb. 3.**3** „Paralleles" Modell der Pathogenese von chronischem Asthma aus Epithelverletzung/Remodeling und (atopischer) I H$_2$-dominierter Entzündung. Die Kommunikation zwischen epithelialen und mesenchymalen Zellen führt zur Proliferation u. a. der glatten Muskulatur und der Fibroblasten und fördert gleichzeitig die Entzündung. Je nach Veranlagung können Remodeling oder Entzündung dominieren; TGF-β: Transforming Growth Factor-β (nach Holgate et al. [9]).

TH$_2$-dominierten Entzündung, sondern läuft mit zahlreichen Möglichkeiten der gegenseitigen Verstärkung parallel zu dieser ab. Es ist anzunehmen, dass zudem Epithelschäden durch Umweltfaktoren (u. a. Luftschadstoffe, virale Infektionen) Reparaturmechanismen in Gang setzen, wodurch der epitheliale Wachstumsfaktor *Transforming Growth Factor*-β (TGF-β) vermehrt ausgeschüttet wird. Die Aktivierung von Myofibroblasten unter Einfluss weiterer Wachstumsfaktoren führt zur Differenzierung mesenchymaler Zellen sowie zur Kollagensynthese und trägt wesentlich zur Hypertrophie und Hyperplasie glatter Muskelzellen und somit zum Umbau der Bronchialwand bei (Abb. 3.**3**). Wechselwirkungen zwischen TH$_2$-gesteuerter Entzündung und Remodeling bestehen in der verstärkten Bildung von TGF-β unter dem Einfluss von IL-4 und IL-13 sowie der Freisetzung proinflammatorischer Zytokine und Chemokine durch aktivierte Myofibroblasten unter Einbeziehung neuronaler Strukturen. Im Rahmen der allergischen Entzündung werden endobronchial Nervenwachstumsfaktoren freigesetzt [7], die mit dem Ausmaß der Atemwegsobstruktion und der bronchialen Hyperreagibilität korrelieren [8] und zusammen mit den strukturellen Atemwegsveränderungen durch das Remodeling Voraussetzung für die bronchiale Hyperreagibilität (BHR, vgl. Kapitel 2) und die Chronifizierung des Asthmas sind. Aufgrund der familiären Häufung ist eine genetisch determinierte Anfälligkeit des Bronchialepithels gegenüber Epithelschäden anzunehmen, die mitentscheidend für Schweregrad und Verlauf der Erkrankung sein kann.

Asthma, so wird angenommen, entwickelt sich auf dem Boden einer zunächst asymptomatischen BHR, die dann verstärkt durch fortschreitende Entzündung und Remodeling entsprechende Beschwerden durch zunehmende Bronchokonstriktion auslöst. Neben anderen Mediatoren spielen auch Cysteinylleukotriene beim Remodeling eine Rolle [9]: Nicht nur Eosinophile und Mastzellen, sondern auch Monozyten/Makrophagen, aktivierte Epithelzellen und glatte Muskelzellen der Atemwege können CysLT bilden und freisetzen. In Verbindung mit Wachstumsfaktoren fördern CysLT die Proliferation glatter Muskelzellen, was sich durch Leukotrienantagonisten hemmen lässt. TGF-β fördert die CysLT-Produktion durch Makrophagen, während Leukotriene die Kollagenproduktion aus Fibroblasten stimulieren. Epithelzellen bilden aus Arachidonsäure mithilfe der Cyclooxygenase vorwiegend das antiinflammatorische, antifibrotische Prostaglandin (PG)E$_2$ (siehe Abb. 3.**1**), während Leukozyten Arachidonsäure vornehmlich über den Lipoxygenaseweg zu Leukotrienen metabolisieren. Mithilfe eines transzellulären Metabolismus, bei dem freigesetzte Arachidonsäure aus einer Zellpopulation von einer anderen aufgenommen und entsprechend ihrem Enzymbesatz metabolisiert werden kann, ist anzunehmen, dass der Epithelzellverlust bei Asthma zu einer vermehrten Umwandlung von Arachidonsäure in Produkte des Lipoxygenasewegs führt, indem Leukozyten die vorhandene Arachidonsäure aufnehmen und weiter zu Leukotrienen metabolisieren. Ähnliche Ergebnisse lassen sich mit Cokulturen von alveolaren Epithelzellen und Makrophagen erzielen. Auch bei der idiopathischen Lungenfibrose ist die CysLT-Konzentration in der Lunge erhöht. CysLT sind folglich nicht nur an der Pathogenese der akuten Bronchokonstriktion sondern auch an chronischen Veränderungen wie den Remodeling-Vorgängen der asthmatischen Entzündung beteiligt.

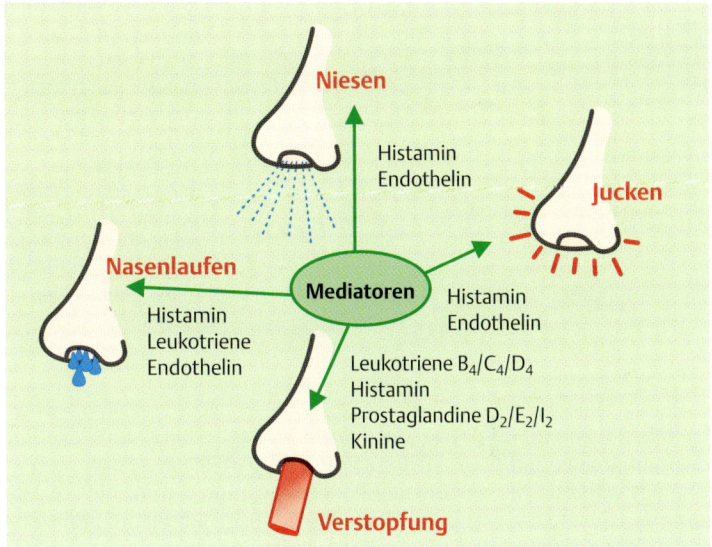

Abb. 3.**4** Symptome der allergischen Rhinitis und wesentlich an ihrer Entstehung beteiligte Botenstoffe.

3.4 Allergische Rhinitis und Cysteinylleukotriene

Provokationsversuche zur Differenzierung der Wirkungen von Histamin und CysLT nach Allergenprovokation an der Nase haben gezeigt, dass Histamin der dominierende Botenstoff in der allergischen Frühphase ist. Eine Provokation mit Histamin löst Niesen, Juckreiz und Rhinorrhö, jedoch nur eine geringgradige, vorübergehende nasale Obstruktion aus. Demgegenüber ist das führende Symptom nach CysLT-Provokation eine ausgeprägte, länger anhaltende nasale Obstruktion [10]. Abbildung 3.**4** gibt einen Überblick über Symptome und deren wichtigste Mediatoren bei der allergischen Rhinitis. In Studien normalisierte sich der nasale Atemwegswiderstand nach Histaminprovokation nach ein bis drei Stunden, während er nach LTD_4- und Allergenprovokation über elf Stunden erhöht blieb (Abb. 3.**5**). Die Schwellendosis einer positiven Provokation war für LTD_4 5000-mal geringer als für Histamin [11]. Bei symptomatischen Patienten mit saisonaler allergischer Rhinitis korreliert das Ausmaß der nasalen Obstruktion mit der im Urin ausgeschiedenen LTE_4-Konzentration. Patienten mit saisonaler allergischer Rhini-

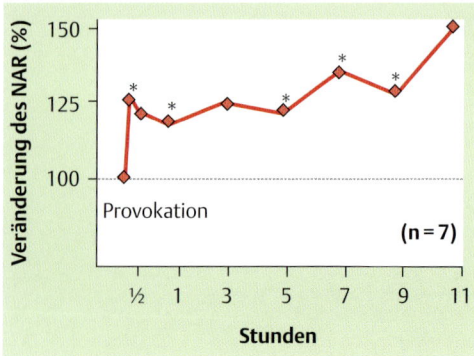

Abb. 3.**5**   Mittlerer Anstieg des nasalen Atemwegswiderstandes (NAR) nach Provokation mit LTD_4 (7 Probanden), *p < 0,05 vs. Ausgangswert. Die Reaktion auf LTD_4 war etwa 5000fach stärker als die auf Histamin (nach Okuda et al. [11]).

tis haben während der Früh- und Spätphase nach Allergenprovokation dosisabhängig erhöhte CysLT-Konzentrationen im Nasensekret.

Auch während der natürlichen Pollenexposition nimmt die Freisetzung von CysLT in der Nase zu. Als Quelle dieser erhöhten LTC_4-Konzentration sind Eosinophile anzunehmen, da die Konzentrationen des ECP *(Eosinophil Cationic Protein)*, einem toxischen Protein aus eosinophilen Granulozyten, im Nasensekret von Allergikern während der Pollensaison mit den Leukotrienkonzentrationen korreliert [12]. Daher gilt die AR als chronische, vorwiegend durch Eosinophile dominierte Entzündung, die auch während asymptomatischer Perioden ohne Allergenexposition fortbestehen kann („minimal persistierende Entzündung") [13]. Durch wiederholten oder persistierenden Allergenkontakt wird die allergische Entzündung nicht nur unterhalten, sondern verstärkt. Folge dieser Interaktionen ist ein so genanntes „Priming", eine verstärkte Symptomatik bei gleichbleibender Allergenmenge im Saison- bzw. Jahresverlauf aufgrund wiederholter Exposition einer vorbelasteten Schleimhaut.

3.5   Pathophysiologie des Etagenwechsels

Auch bei Patienten mit Asthma, die subjektiv keine Nasensymptome haben, finden sich vermehrt eosinophile Granulozyten in der Schleimhaut der Nase. Deren Zahl wiederum korreliert eng mit der Zahl der Eosinophilen im Bronchialsystem. Umgekehrt führt bei Patienten mit allergischer Rhinitis, die nicht unter Asthma leiden, eine lokale experimentelle Allergenprovokation in der Lunge (segmentale Allergenprovo-

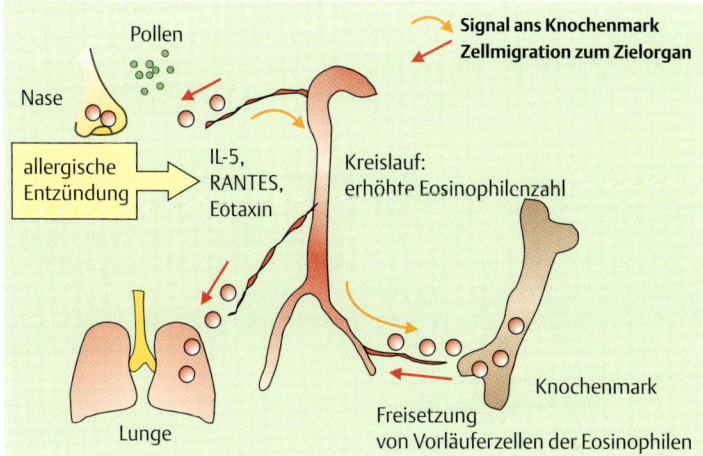

Abb. 3.**6** Obere und untere Atemwege kommunizieren über Botenstoffe, Blutkreislauf und Knochenmark; IL-5: Interleukin-5 (nach Denburg et al. [15]).

kation) nicht nur zu einer Zunahme der Nasenbeschwerden und der entzündlichen Infiltrate in der Nasenschleimhaut. 24 Stunden nach der Provokation steigt zudem die Anzahl der eosinophilen Granulozyten im Blut [14]. Analog nimmt nach natürlicher Pollenexposition der Nasenschleimhaut bei Patienten mit allergischer Rhinitis nicht nur die Zahl der Eosinophilen im Blut, sondern auch die Konzentration des Zytokins IL-5 in der Lunge zu. Die pathophysiologische Verbindung der oberen und unteren Atemwege erfolgt dabei offenbar über die Zirkulation. Als Folge lokal (z. B. in der Nasenschleimhaut) freigesetzter Mediatoren wie IL-5 oder Eotaxin werden systemisch Vorläuferzellen für eosinophile Granulozyten aus dem Knochenmark in die Zirkulation entlassen, die anschließend in andere Gewebe (z. B. die Bronchialschleimhaut) infiltrieren (Abb. 3.**6**) [15].

Daraus lässt sich aus klinischer Sicht ableiten, dass eine effektive Behandlung einer Rhinitis nicht ohne Wirkung auf ein gleichzeitig bestehendes Asthma bleiben dürfte. Entsprechend haben retrospektive Studien an großen Patientengruppen zeigen können, dass die Therapie der allergischen Rhinitis mit intranasalen Glukokortikosteroiden das Risiko einer Notfallbehandlung des Asthmas senkt. Vielversprechend sind in diesem Zusammenhang alle Therapieansätze, die auf systemischem

Weg die Entzündung der Nase und der Lunge eindämmen und die Kommunikation bzw. gegenseitige Verstärkung der Entzündungsfolgen in beiden Organen über die systemische Zirkulation reduzieren, z. B. indem sie die Anzahl eosinophiler Granulozyten im Blut senken (vgl. Kapitel 5.5).

Zusammenfassung ▬▬▬▬▬▬▬▬▬▬▬▬▬▬▬▬▬▬

- Asthma und allergische Rhinitis weisen zahlreiche Gemeinsamkeiten in Pathophysiologie und zugrunde liegender Entzündung auf. T-Lymphozyten sind in der Steuerung des Entzündungsgeschehens über Zytokine wie IL-4, IL-5 und IL-13 engagiert.
- Bei beiden Erkrankungen spielen Cysteinylleukotriene (CysLT) eine Rolle als Mediatoren von Symptomatik aber auch chronisch struktureller Veränderungen.
- CysLT rufen Bronchokonstriktion, Schleimhautödem und vermehrte Schleimproduktion hervor, sie unterhalten die Entzündung der Atemwege mit Eosinophilen und sind an Remodelingvorgängen der unteren Atemwege beteiligt, die schon früh im Krankheitsverlauf einsetzen.
- Bei der allergischen Rhinitis sind CysLT Mediatoren der Frühphase nach Allergenkontakt. Sie sind zudem an der Pathogenese der chronischen Entzündung der Nasenschleimhaut beteiligt.
- Es gibt hinreichend klinische und immunologische Befunde, die nahe legen, dass die oberen und unteren Atemwege kommunizieren. Eine Möglichkeit der Kommunikation führt offenbar über Zytokine, die lokal freigesetzt werden und im Knochenmark die Rekrutierung von Entzündungszellen bewirken, die nachfolgend die Schleimhäute infiltrieren und die allergische Entzündung unterhalten oder verstärken.

Ausgewählte Literatur

1 Bousquet J, Van Cauwenberge P, Khaltaev N, and the ARIA Workshop Group: Allergic Rhinitis and its Impact on Asthma. ARIA. In collaboration with the World Health Organisation. J Allergy Clin Immunol 2001; 118 (Suppl 10): 1–315
2 Ciprandi G, Buscaglia S, Pesce G, Pronzato C, Ricca V, Parmiani S, Bagnasco M, Canonica GW. Minimal persistent inflammation is present at mucosal level in patients with asymptomatic rhinitis and mite allergy. J Allergy Clin Immunol 1995; 96: 971–979

3 Coffey M, Peters-Golden M. Extending the understanding of leukotrienes in asthma. Curr Opin Allergy Clin Immunol 2003; 3: 57 – 63

4 Bisgaard H. Pathophysiology of the cysteinyl leukotrienes and effects of leukotriene receptor antagonists in asthma. Allergy 2001; 56 (Suppl 66): 7 – 11

5 Currie GP, Lipworth BJ. Bronchoprotective effects of leukotriene receptor antagonists in asthma. A meta-analysis. Chest 2002; 122: 146 – 150

6 Peters-Golden M, Sampson AP. Cysteinyl leukotriene interactions with other mediators and with glucocorticosteroids during airway inflammation. J Allergy Clin Immunol 2003; 111: 37 – 48

7 Virchow JC, Julius P, Lommatzsch M, Luttmann W, Renz H, Braun A. Neurotrophins are increased in bronchoalveolar lavage fluid after segmental allergen provocation. Am J Respir Crit Care Med 1998; 158: 2002 – 2005

8 Lommatzsch M, Schloetcke K, Klotz J, Schuhbaeck K, Zingler D, Zingler C, Schulte-Herbruggen O, Gill H, Schuff-Werner P, Virchow JC. Brain-derived neurotrophic factor in platelets and airflow limitation in asthma. Am J Respir Crit Care Med 2005; 171: 115 – 120

9 Holgate ST, Peters-Golden M, Panettieri RA, Henderson WR. Roles of cysteinyl leukotrienes in airway inflammation, smooth muscle function, and remodeling. J Allergy Clin Immunology 2003; 111: 18 – 36

10 Bachert C, Lange B. Histamin und Leukotriene bei der allergischen Rhinitis. Allergologie 1999; 22: 492 – 507

11 Okuda M, Watase T, Mezawa A, Liu CM. The role of leukotriene D4 in allergic rhinitis. Ann Allergy 1988; 60: 537 – 540

12 Wang D, Clement P, Smitz J, De Waele M, Derde M-P. Correlations between complaints, inflammatory cells and mediator concentrations in nasal secretions after nasal allergen challenge and during natural allergen exposure. Int Arch Allergy Immunol 1995; 106: 278 – 285

13 Storms WW. Minimal persistent inflammation, an emerging concept in the nature and treatment of allergic rhinitis: The possible role of leukotrienes. Ann Allergy Asthma Immunol 2003; 91: 131 – 140

14 Braunstahl GJ, Fokkens WJ. Nasal involvement in allergic asthma. Allergy 2003; 58: 1235 – 1243

15 Denburg JA, Inman MD, Sehmi R, Uno M, O'Byrne PM. Hemopoietic mechanisms in allergic airway inflammation. Int Arch Allergy Immunol 1998; 117: 155 – 159

4   Diagnose: Ein gemeinsamer Atemweg

4.1   Definition und Klassifizierung von Asthma und allergischer Rhinitis

Eine kurze und prägnante Definition für **Asthma** war die Folgende: „Asthma ist eine variable und (meist) reversible Atemwegsobstruktion infolge Entzündung und Hyperreaktivität der Atemwege" (modifiziert nach Nolte 1998 [1]). Die Definition aus den aktualisierten Leitlinien der GINA [2] ist deutlicher an der Klinik ausgerichtet, stellt aber auch die chronische Entzündung in den Vordergrund:

„Asthma ist eine chronische entzündliche Erkrankung der (unteren) Atemwege, bei der viele Zellen und Zellelemente eine Rolle spielen. Die chronische Entzündung verursacht einen Anstieg der Atemwegs(hyper)-reagibilität, die zu wiederkehrenden Episoden von Giemen, Atemnot, Brustenge und Husten führt, insbesondere nachts oder am frühen Morgen. Diese Episoden gehen normalerweise mit einer variablen Obstruktion der Atemwege einher, die entweder spontan oder durch Behandlung reversibel ist."

Die **allergische Rhinitis** (AR) wird in ähnlicher Weise klinisch definiert. Auch die AR geht mit einer Entzündung der Schleimhaut einher, was als „symptomatische Erkrankung der Nase, induziert durch eine IgE-vermittelte Entzündung nach Allergenexposition der Nasenschleimhaut" [3] beschrieben wurde.

Asthma wird ätiologisch in **allergisches** (atopisches)/extrinsisches Asthma und **nicht-allergisches** (nicht-atopisches)/intrinsisches Asthma eingeteilt (s. Kapitel 2 und 3), wobei die Mehrzahl der Betroffenen an einem allergischen Asthma leiden. Individuell werden unterschiedliche Auslöser und Symptomatik angegeben, auch wenn wesentliche Teile der Pathophysiologie (Atemwegsentzündung und Hyperreagibilität) gleich sind. Langjähriges allergisches Asthma kann eine zunehmende nicht allergische Komponente entwickeln, was sich dadurch äußert, dass die Symptome auch unabhängig von Allergenkontakt auftreten und persistieren.

Auch bei der Rhinitis gibt es eine allergische sowie eine nicht allergische Form. Letztere wurde früher als „vasomotorisch" bezeichnet und

Tabelle 4.1 Herkömmliche und ARIA-Klassifikation der allergischen Rhinitis (AR)

Herkömmliche Bezeichnungen	ARIA-Bezeichnungen
Saisonale allergische Rhinitis (SAR) Symptome ausgelöst durch Allergene, die zu bestimmten Zeiten auftreten	**Intermittierende allergische Rhinitis** Symptome an weniger als 4 Tagen pro Woche *oder* weniger als vier Wochen pro Jahr
Perenniale allergische Rhinitis (PAR) Symptome ausgelöst durch Allergene, die das ganze Jahr über vorhanden sind	
Berufliche allergische Rhinitis Symptome ausgelöst durch Allergene am Arbeitsplatz	**Persistierende allergische Rhinitis** Symptome an mehr als 4 Tagen pro Woche *und* mehr als 4 Wochen pro Jahr

weist häufig keine entzündliche Komponente auf. Bisher wurde die allergische Rhinitis in eine **saisonale allergische Rhinitis** (SAR), und eine **perenniale allergische Rhinitis** (PAR) unterschieden. Erstere wird durch saisonal auftretende Allergene (hauptsächlich Baum-, Gräser- und Kräuterpollen), letztere durch ganzjährig auftretende Allergene wie Hausstaubmilbenallergene oder Tierhaare ausgelöst und unterhalten. Beide haben jedoch eine sehr ähnliche Symptomatik. In einigen geografischen Gebieten kommen „typische" saisonale Allergene aber ganzjährig vor; andererseits kann die Exposition gegenüber perennialen Allergenen saisonal schwanken. Zudem sind die Betroffenen selten nur gegen saisonale *oder* perenniale Allergene sensibilisiert. Da sich zudem entzündliche Veränderungen auf der Nasenschleimhaut bei saisonaler und perennialer allergischer Rhinitis nicht unterscheiden, wurde von der *Allergic Rhinitis and its Impact on Asthma* (ARIA)-Arbeitsgruppe eine neue Klassifikation inauguriert: Unterschieden werden nun eine **intermittierende und eine persistierende Rhinitis**, eingeteilt nach Beschwerdedauer und -häufigkeit und nicht nach auslösenden Allergenen (Tab. 4.1) [4].

4.2 Anamnese von AR und Asthma bronchiale

Leitsymptom für Asthma ist eine anfallsartige, reversible, evtl. saisonale Dyspnoe mit bronchialer Hyperreagibilität bei Exposition gegen unspezifische Atemwegsreize physikalischer bzw. chemischer Art wie Nebel, kalte Luft, Abgase, scharfe Gerüche etc. oder nach Inhalation spezifischer allergener Auslöser. Für Asthma charakteristisch ist die Angabe des Patienten, dass die Atembeschwerden und Asthmaanfälle in den frühen Morgenstunden auftreten. Klassische Symptome sind ein Gefühl der Enge über der Brust, ein Globusgefühl, pfeifende Geräusche bei der Atmung und expositionsabhängige Beschwerden. Das pathophysiologische Korrelat, nämlich die Behinderung der Ausatmung, wird oft nicht wahrgenommen. Im Gegenteil berichten Betroffene oft, dass sie bei einem Anfall nicht mehr einatmen können, was durch die obstruktionsbedingte Überblähung der Lunge bedingt ist. Zu Beginn der Erkrankung und insbesondere bei Kindern kann Husten einziges oder führendes Symptom sein. Da Asthma einerseits im Rahmen viraler Infekte exazerbiert, andererseits zu Beginn der Erkrankung die Symptomatik von einer aktuen viralen Atemwegsentzündung schwer abzugrenzen ist (Fehldiagnosen: Rhinitis und Bronchitis, „rhinobronchiales Syndrom" etc.), sollte Asthma differenzialdiagnostisch auch erwogen werden, wenn Patienten von rezidivierenden oder „verschleppten" Erkältungskrankheiten berichten, die „auf die Bronchien geschlagen sind". Bei unbehandeltem Asthma kann diese Symptomatik progredient verlaufen und dauerhaft persistieren. Ursache dafür ist eine irreversible Atemwegsobstruktion als Folge langjähriger Atemwegsentzündung, die bei fortgeschrittenem, chronifiziertem Asthma vor allem bei älteren Patienten – insbesondere, wenn sie geraucht haben – die Abgrenzung zu einer COPD einerseits und damit die Behandlung andererseits erschwert.

Die Kenntnis, dass allergische Rhinitis und Asthma häufig gemeinsam auftreten und die allergische Rhinitis einem klinisch manifesten Asthma vorausgehen kann, bietet damit für den Betroffenen die Chance, dass die Erkrankung rasch diagnostiziert und therapiert wird, wodurch die Langzeitprognose verbessert werden kann.

Aus diesen Gründen sollte jeder Patient mit Asthma nach den im Folgenden beschriebenen Symptomen der AR, umgekehrt jeder Patient mit AR nach asthmatischen Symptomen befragt werden. (Tab. 4.**2**).

Die Kardinalsymptome der AR sind

- nasale Obstruktion,
- wässrige Rhinorrhö,
- Niesanfälle,
- Juckreiz in der Nase,
- Hyposmie und Sekretfluss in den Rachen (sog. Postnasal Drip) (insbesondere bei persistierender AR).

Oft bestehen noch eine allergische Bindehautentzündung (dann „allergische Rhinokonjunktivitis") und/oder pharyngitische Beschwerden.

Tabelle 4.2 Wichtigste anamnestische Fragen und weiteres Vorgehen, um bei Asthma bzw. allergischer Rhinitis die jeweils andere Erkrankung zu diagnostizieren. Die Anamnese ist auf die spezifische Situation (z. B. intermittierende vs. persistierende Beschwerden) abzustimmen

bei Asthma	bei allergischer Rhinitis
■ Leiden Sie unter einer laufenden Nase, unter Juckreiz und Niesreiz oder kommt es häufig vor, dass Sie durch die Nase keine Luft bekommen?	■ Haben Sie jemals, evtl. während der Pollensaison, beim Atmen pfeifende Geräusche in der Brust bemerkt?
■ Haben Sie auch Symptome an den Augen, z. B. juckende und tränende, gerötete Augen?	■ Haben Sie jemals, evtl. in der Pollensaison, nach dem Sport oder anderen körperlichen Anstrengungen, Atemnot verspürt?
■ Treten die Beschwerden eher zu Hause oder vermehrt im Freien auf? Wo und wie wohnen Sie?	■ Haben Sie jemals, evtl. in der Pollensaison, in Ruhe Atemnot verspürt?
■ Bestehen Beschwerden regelmäßig bei oder nach der Arbeit? Was ist Ihr Beruf?	■ Sind Sie jemals nachts mit Atemnot oder Atemgeräuschen aufgewacht?
■ Sind die Beschwerden auf bestimmte Jahreszeiten begrenzt oder stärker als zu anderen Zeiten, etwa in Frühjahr, Sommer oder Herbst?	■ Sind Sie jemals nachts mit einer Hustenattacke aufgewacht?
■ Können Sie einen Zusammenhang mit den Tageszeiten erkennen? Sind die Nasenbeschwerden früh morgens oder nachts schlimmer als am Tage?	■ Gehen Ihre Nasenbeschwerden/Ihr Heuschnupfen mit Husten und/oder Enge in der Brust einher?
■ Lösen der Kontakt mit Tieren oder ein bestimmtes Hobby (Reiten, Tierzucht, Heimwerken, Kochen, Backen) Nasenbeschwerden aus?	■ Schlagen Ihnen Erkältungen auf die Brust und halten dann länger als 10 Tage an?
■ Bestehen Abneigungen oder Unverträglichkeiten gegen Nahrungsmittel? Welche Beschwerden treten auf?	
■ Treten bei Hausarbeiten (z. B. Staub Putzen oder Saugen) Nasenbeschwerden auf?	
■ ggf. anteriore Rhinoskopie, bei persistierender Rhinitis nasale Endoskopie bzw. Überweisung zum HNO-Arzt	■ ggf. Spirometrie bzw. Überweisung zum Pulmologen
■ Pricktest (evtl. spezifisches IgE), bei entsprechender Indikation (vgl. Tab. 4.**8**) nasaler Allergenprovokationstest bzw. Überweisung zum HNO-Arzt	

Tabelle 4.**3**   Definitionen der Schweregrade der allergischen Rhinitis in internationalen Leitlinien

EAACI	ARIA
leicht	**leicht**
Nur wenige Symptome, welche die täglichen Aktivitäten/den Schlaf nicht beeinträchtigen. Der Patient wünscht Behandlung, kann aber ohne sie auskommen.	Keiner der folgenden Punkte trifft zu: ■ gestörter Schlaf ■ Beeinträchtigung bei täglichen Aktivitäten, Freizeit, Sport ■ Probleme in der Schule oder bei der Arbeit ■ störende Beschwerden
mäßig	**mäßig – schwer**
Die Symptome beeinträchtigen Aktivitäten und Schlaf. Behandlung wird benötigt, weil die Lebensqualität deutlich vermindert ist.	Einer oder mehrere der folgenden Punkte treffen zu: ■ gestörter Schlaf ■ Beeinträchtigung bei täglichen Aktivitäten, Freizeit, Sport ■ Probleme in der Schule oder bei der Arbeit ■ störende Beschwerden
schwer	
Die Symptome sind so ausgeprägt, dass der Patient ohne Behandlung nicht in der Lage ist, seine täglichen Aktivitäten auszuführen und/oder zu schlafen.	

Klinische Zeichen der nasalen Hyperreaktivität sind unverhältnismäßig starke nasale Reaktionen auf z. B. Temperaturschwankungen, Anstrengung, Gerüche, Reizstoffe oder Staub, die insbesondere nach längerem Krankheitsverlauf auftreten. Häufig werden Müdigkeit, verminderter Antrieb, Konzentrationsschwäche und Schlafstörungen beklagt. Die Lebensqualität der Patienten ist durch die Beschwerden und die daraus resultierende Leistungsminderung eingeschränkt. Aus diesem Grund gehört die Beeinträchtigung der Lebensqualität nach den Kriterien der ARIA und der *European Academy of Allergology and Clinical Immunology* (EAACI) zur Definition des Schweregrades einer allergischen Rhinitis (Tab. 4.**3**) [4, 5].

Neben Häufigkeit, Dauer und Stärke der Beschwerden ist daher anamnestisch auch die Lebensqualität zu erfassen. Insbesondere bei intermittierenden Beschwerden kann eine ausführlichen Anamnese (siehe unten) schon zu einer Verdachtsdiagnose führen, bei der sich mögliche Sensibilisierungen, die der Erkrankung zugrunde liegen, bereits eingrenzen lassen. Eine allergische Rhinitis oder ein allergisches Asthma gehen häufig mit einer positiven Familienanamnese einher.

Im Einzelnen ist danach zu fragen, welche Beschwerden derzeit und in der Vergangenheit bestanden, welche Auslöser ausgemacht werden können und ob auch Medikamente (v. a. nicht-steroidale Antiphlogistika wie Aspirin, Metamizol etc.) oder besondere Expositionen am Arbeitsplatz (Bäckerei etc.) oder in der Freizeit (Hobbies), sowie die Wohnumgebung Einfluss auf die Ausprägung der Beschwerden haben. Begleiterkrankungen wie die atopische Dermatitis, Sinusitiden, bei Kindern auch die seröse Otitis media und Milchschorf sollten abgefragt werden. Auch Nahrungsmittelunverträglichkeiten sollten wegen der Möglichkeit eines oralen Allergiesyndroms eruiert werden.

Vorformulierte Fragebogen mit Fragen sowohl zur AR als auch zum Asthma können hilfreich sein, zumal sie von den Patienten schon vor dem ersten Arztgespräch ausgefüllt werden können.

Zur Diagnostik der allergischen Rhinitis haben sich in der täglichen Praxis zwei einfache Fragen an den Patienten bzw. seine Eltern bewährt, um weder Asthma noch eine allergische Rhinitis zu übersehen:

Frage 1: Leiden Sie an Beschwerden wie Niesreiz, wässrigem Nasenfluss oder behinderter Nasenatmung, die unabhängig von einem normalen Schnupfen oder häufiger auftreten?

Frage 2: Leiden Sie an Beschwerden wie Atemnot, Brustenge, Atemgeräuschen oder Husten, insbesondere nachts oder am frühen Morgen?

Fragen wie „Haben Sie einen Heuschnupfen" oder „Haben Sie Asthma" sind weniger hilfreich, da sie, sofern die Diagnose nicht bereits gestellt wurde, fälschlicherweise oft mit „Nein" beantwortet werden!

4.3 Körperliche Untersuchung

Die körperliche Untersuchung der Lunge kann bei leichtem Asthma völlig unauffällig sein. Das Ausmaß möglicher Auskultationsphänomene korreliert *nicht* mit dem Grad der Atemwegsobstruktion. Bei manifester Obstruktion können trockene, diskontinuierliche, exspiratorische Atemgeräusche wie Giemen, Pfeifen und/oder Brummen auftreten. Die Zwerchfelle können bei manifester Obstruktion tief stehen und eingeschränkt atemverschieblich sein. Bei schwerem Asthma oder einem akuten Asthmaanfall kann es neben Distanzgiemen zu einem Pulsus paradoxus kommen. Die Erkrankten nehmen eine sitzende Haltung ein und nutzen die Atemhilfsmuskulatur durch Fixierung der Oberarme (Kutschersitz etc.). Zwischen den Asthmaattacken kann die körperliche

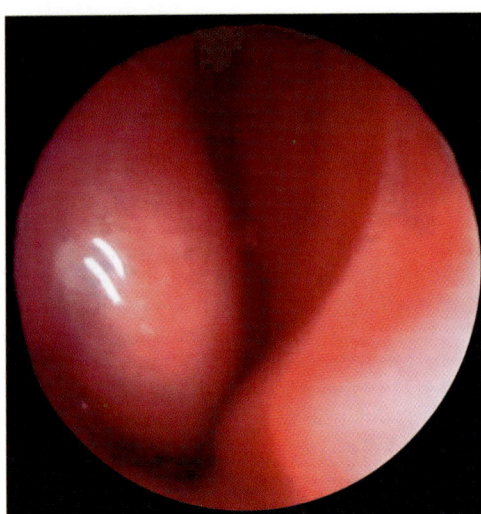

Abb. 4.1 Darstellung der unteren Nasenmuschel bei allergischer Rhinitis: Die Muschel ist geschwollen, die Schleimhaut ödematös und livide.

Untersuchung unauffällig sein. Bei sehr starker Obstruktion, bei Sekretverlegung der Bronchien oder bei starker Überblähung der Lunge kann der charakteristische Auskultationsbefund völlig fehlen („Silent Chest"); abnehmende Atemgeräusche sind daher kein sicheres Zeichen einer Befundbesserung. Zeichen der schweren Obstruktion mit drohendem Atemstillstand sind Unfähigkeit zu sprechen, interkostale Einziehungen, der intensive Einsatz der Atemhilfsmuskulatur und Zyanose. Bei solchen Patienten droht die Atempumpe zu versagen, weshalb sie umgehend intensivmedizinisch betreut und gegebenenfalls kontrolliert beatmet werden müssen.

Bei der allgemeinen Inspektion können Atopiezeichen an der Haut (Ekzeme, Urtikaria) Hinweise auf eine atopische Diathese geben. Bei älteren Patienten können differenzialdiagnostisch mögliche kardiale Erkrankungen durch Untersuchung des Herz-Kreislaufsystems erkannt werden.

Besteht der Verdacht auf eine allergische Rhinitis, müssen äußere und innere Nase untersucht werden. Dies gilt auch für Patienten mit Asthma, die anamnestisch Beschwerden angeben, die einer Rhinitis entsprechen. Neben Schwellungen im Gesichtsbereich (Lidödeme) können Veränderungen an der äußeren Nase (evtl. ekzematöse Veränderungen am Naseneingang) vorkommen. Die innere Nase sollte zumindest mittels anteriorer Rhinoskopie untersucht werden. Dabei stellen

Tabelle 4.**4** Differenzialdiagnosen (DD) der allergischen Rhinitis, modifiziert nach den DGAI-Leitlinien [3]

DD der intermittierenden allergischen Rhinitis
- akute virale Rhinopharyngitis
- akute bakterielle Rhinosinusitis

DD insbesondere der persistierenden allergischen Rhinitis
- anatomische Veränderungen der Nase
  (z. B. Septumdeviation, Muschelhyperplasie)
- chronische Sinusitis
- Polyposis nasi
- adenoide Vegetationen (Kinder!)
- Rhinitis medicamentosa (nasale Sympathomimetika!)
- idiopathische Rhinitis (früher: vasomotorische Rhinitis)
- toxisch irritative Rhinitis (Umweltschadstoffe!)
- degenerative Veränderungen der Nasenschleimhaut
  (z. B. atrophische Rhinitis, Epithelmetaplasie)
- Neoplasien
- spezifische Entzündungen (selten, z. B. Leishmaniose, Lues, Tuberkulose)

systemische Ursachen nasaler Beschwerden
- Systemerkrankungen (z. B. M. Wegener, Sjögren-Syndrom, Sarkoidose, Hypothyreose)
- Medikamente (z. B. NSAID, Neuroleptika, Antidepressiva, Guanethidin, Prazosin, Clonidin, Reserpin, ACE-Hemmer, Östrogene, Kontrazeptiva)
- Nahrungsmittelunverträglichkeit (z. B. biogene Amine, Gewürze, Salizylate, Glutamat)
- hormonelle Umstellung (Schwangerschaft, Menopause)

sich zwar meist nur die unteren Muscheln dar, die aber bei der allergischen Rhinitis häufig geschwollen sind und eine ödematöse und livide Schleimhaut aufweisen (Abb. 4.**1**). Oft findet sich vermehrt wässrigschleimiges Sekret. Bei persistierenden, mittelschweren und schweren Beschwerden sollten häufige (z. B. anatomische Veränderungen der Nase wie Septumdeviationen und Muschelhyperplasien, Polyposis nasi, chronische Sinusitis) oder seltenere Differenzialdiagnosen (z. B. Neoplasien oder degenerative Veränderungen) durch eine HNO-ärztliche endoskopische Untersuchung ausgeschlossen werden, bevor die Diagnose einer allergischen Rhinitis gestellt wird [3]. Gelegentlich können Zusatzuntersuchungen wie ein Computertomogram der Nase und der Nasennebenhöhlen helfen.

Zur Differenzialdiagnose der AR siehe Tab. 4.**4**.

4.4   Lungenfunktionstests

Ergibt sich durch Krankengeschichte und körperliche Untersuchung der Verdacht auf Asthma, ist zunächst eine Lungenfunktionsprüfung mittels Spirometrie erforderlich, um einerseits die Diagnose zu sichern und andererseits den Grad der Atemwegsobstruktion zu objektivieren. Die Mitarbeit des Patienten ist für korrekte Ergebnisse unabdingbar. Geschultes Personal zur Lungenfunktionsdiagnostik einerseits und Kenntnis in der Interpretation der erhobenen Befunde andererseits sind weitere Voraussetzungen. Die Diagnose und/oder Therapie eines Asthmas ohne Lungenfunktionsuntersuchung ist nicht akzeptabel. Vor allem Patienten mit schwerem Asthma neigen dazu, das Ausmaß der Atemwegobstruktion völlig unzureichend einzuschätzen.

Im Zweifelsfall sollte ein Lungenfacharzt hinzugezogen werden.

Die wichtigsten Parameter, um eine Obstruktion zu ermitteln, sind:

- *Forcierte exspiratorische Vitalkapazität der ersten Sekunde (FEV$_1$):*
  Luftvolumen, das nach tiefstmöglicher Inspiration maximal während einer Sekunde ausgeatmet werden kann (bei Atemwegsobstruktion absolut oder im Verhältnis zur IVC oder VC$_{max}$ erniedrigt).

- *IVC:*
  Die inspiratorische Vitalkapazität.

- *VC$_{max}$:*
  Die maximale Vitalkapazität. (IVC oder VC$_{max}$ sind bei [unkompliziertem] Asthma meist normal, die FEV$_1$ hingegen erniedrigt.)

- *Tiffeneau-Index:*
  Verhältnis von FEV$_1$/IVC × 100

- *Fluss-Volumen-Kurve:*
  Grafische Darstellung von Volumen über Fluss (l/s), die einen optischen Eindruck der Obstruktion in den Atemwegen über die ganze Exspiration erlaubt.

- *Peak-Expiratory-Flow (PEF):*
  Exspiratorischer Spitzenfluss, der im Wesentlichen die Obstruktion in den großen Atemwegen darstellt.

Darüber hinaus bieten die meisten kommerziellen Geräte neben einem Vergleich mit alters-, gewichts und geschlechtsadaptierten Normalwerten die Messung von exspiratorischen Flüssen bei 25, 50 und 75 % der VC (MEF$_{25/50}$, etc.).

Weiterführende Lungenfunktionsprüfungen obliegen dem Facharzt und beinhalten unter anderem das intrathorakale Gasvolumen zur Bestimmung des Residualvolumens (RV) und des Atemwegswiderstandes (R$_t$). Die Lungenfunktionswerte müssen immer mit altersspezifischen

Normwerten (Vorhersagewerten) verglichen werden, die aus Populationsstudien erstellt wurden und heute automatisch durch die Geräte berechnet werden. Der Quotient FEV_1/FVC (Tiffeneau-Index) ist bei jungen Erwachsenen (als grobe Approximation) normalerweise größer als 0,80 bzw. 0,90 bei Kindern. Niedrigere Werte sprechen für eine Atemwegsobstruktion.

Die Lungenfunktionsmessung dient ferner der langfristigen Therapiekontrolle. Mithilfe des Peak-Flow-Meters kann der Patient zu Hause die Lungenfunktion in Form des Peak-Expiratory-Flow (PEF) kontinuierlich kontrollieren (vgl. Kapitel 5). Allerdings ersetzt der PEF eine qualifizierte Spirometrie nicht. Insbesondere bei schwererem Asthma und bei peripherer Atemwegsobstruktion ist die Spirometrie sensibler, während die Peak-Flow-Messung für die Verlaufskontrolle der Erkrankung einfach und günstiger ist. Die Diagnose Asthma sollte daher zumindest auf spirometrisch erhobenen Werten basieren. Bei unklaren Fällen ist ein Lungenfacharzt hinzuzuziehen.

Diagnostisch interessant ist auch die zirkadiane Variabilität der Lungenfunktion, als PEF- oder FEV_1-Variabilität beschrieben, die für Asthma charakteristisch ist. Je stärker die Werte zwischen morgens und abends schwanken, desto instabiler oder schwerer sind das Asthma und die bronchiale Hyperreagibilität.

Besteht in der Lungenfunktionsprüfung eine Obstruktion, wird im so genannten **Bronchospasmolysetest** überprüft, ob diese durch Inhalation eines kurz wirksamen β_2-Agonisten reversibel ist. Bei leichtem Asthma kann sich die Lungenfunktion daraufhin normalisieren, während bei schwerem oder langjährigem chronischem Asthma nur noch eine partielle Reversibilität nachweisbar sein kann. Hier ist die Abgrenzung zu anderen Erkrankungen, z. B. der COPD oft schwierig. Normalisiert sich die Lungenfunktion nur geringgradig, schließt das ein Asthma nicht aus, aber auch andere obstruktive Lungenerkrankungen wie die COPD müssen dann differenzialdiagnostisch berücksichtigt werden. Wenn der Bronchospasmolyse-Test negativ ausfällt, der Verdacht auf ein mittelgradiges oder schweres Asthma aber weiter besteht, kann die Besserung der Lungenfunktion (Reversibilität) nach zweiwöchiger Behandlung mit systemischen Glukokortikosteroiden (und β_2-Agonisten nach Bedarf) überprüft werden. Bei den meisten Patienten mit Asthma lässt sich dadurch eine substanzielle Besserung erzielen, die hingegen bei der differenzialdiagnostisch infrage kommenden COPD nicht oder allenfalls geringgradig zu erwarten wäre.

Normale Lungenfunktionswerte schließen Asthma nicht aus. Deshalb hilft bei normaler Lungenfunktion der so genannte **unspezifische bronchiale Provokationstest**, mit dem sich eine bronchiale Hyperreagibilität (BHR) nachweisen lässt, den Verdacht auf ein Asthma zu erhärten. Nach einer Ausgangsspirometrie inhaliert der Patient ansteigende Konzentrationen oder Dosen eines unspezifischen, d.h. nicht allergenen Reizstoffs (z.B. Methacholin, Histamin, Adenosin). Anschließend wird die Lungenfunktion wieder gemessen. Patienten mit bronchialer Hyperreagibilität reagieren mit Bronchokonstriktion. Der Test wird als positiv gewertet, wenn die FEV_1 um mindestens 20% abnimmt. Um eine BHR auszuschließen, müssen mehrere Konzentrationsschritte getestet werden (z.B. Methacholin 0,001–0,1%). Die BHR ist zwar ein starker Hinweis auf ein Asthma, kann jedoch oft auch bei Patienten mit allergischer Rhinitis nachweisbar sein, die bislang nicht an Asthmabeschwerden litten. Auch bei COPD, zystischer Fibrose und Bronchiektasien, sowie nach viralen Infektionen und bei der manifesten Herzinsuffizienz kann eine bronchiale Hyperreagibilität bestehen.

Viele, vor allem junge Patienten leiden unter **Anstrengungsasthma**. Hierbei kommt es zu Atemnot oder asthmatischen Beschwerden nach stärkerer körperlicher Anstrengung. Der Verdacht auf ein Anstrengungsasthma kann durch Lungenfunktionsprüfungen vor und nach einer körperlichen Belastung (z.B. Joggen) erhärtet werden.

Der Verdacht auf eine Analgetikaintoleranz im Sinne eines **Analgetika-Asthma-Syndroms** kann mittels Provokation mit Aspirin erfolgen, ist aber aufgrund der Gefährdung des Patienten dem Spezialisten vorbehalten.

Bleibt der Provokationstest negativ, müssen pulmonale und kardiale Differenzialdiagnosen in Betracht gezogen werden (Asthma-Differenzialdiagnosen s. Tab. 4.**5**) und es sind entsprechende Zusatzuntersuchungen (Röntgen-Thorax, CT, EKG, Echokardiographie, Labor) notwendig.

Bei einem schweren Asthmaanfall sind Blutgasanalysen obligat, um eine respiratorische Insuffizienz rechtzeitig zu erkennen. Patienten mit Asthma haben auch bei schwerer Atemnot immer eine Hypokapnie. Normalisiert sich diese im Verlauf, ist das als Zeichen eines drohenden Atempumpversagens (Atemstillstand) zu werten.

Aus klinischer Sicht ist es sinnvoll, Asthma nach Schweregraden zu klassifizieren, auch wenn bis heute der Nutzen einer solchen Einteilung nicht bewiesen ist. Die Klassifizierung der Asthmaschweregrade bei bisher unbehandeltem Asthma nach GINA berücksichtigt neben der Häufigkeit und Dauer der Asthmabeschwerden auch die Lungenfunktion (Tab. 4.**6**) [2]. Der Schweregrad von Patienten, deren Asthma bereits therapiert wird, ist bei gleichen Befunden entsprechend höher einzustufen (Tab. 4.**7**) [2]. Auf der Basis dieser Einteilung werden dann Therapieempfehlungen gegeben (vgl. Abschnitt 5.3, S. 65).

Tabelle 4.**5**   Asthma-Differenzialdiagnosen (DD), modifiziert nach Nolte [1]

Asthma-DD bei Erwachsenen

a) untere Atemwege

- chronisch obstruktive Bronchitis, evtl. mit Lungenemphysem
- Linksherzinsuffizienz
- rezidivierende Lungenembolie
- Fremdkörperaspiration
- Bronchusstenose durch Tumoren
- Reizgas-Inhalation

b) obere Atemwege

- Trachealstenose
- Tracheomalazie
- tracheale Tumoren (selten)
- Rekurrensparese
- akute stenosierende Laryngitis
- funktioneller Laryngospasmus
- Vocal Cord Dysfunction Syndrom

Asthma-DD bei Kindern

- akute Rhinopharyngitis
- obstruktive Bronchitis
- Bronchiolitis
- Pertussis
- Cystische Fibrose
- Akute Epiglottitis, Krupp-Syndrom
- Fremdkörperaspiration
- Alveolitiden
- Tuberkulose
- angeborene Erkrankungen (z. B. Herzfehler, Trachealstenose, Bronchusstenose)

Abbildung 4.**2** zeigt eine Zusammenfassung der Asthmadiagnostik.

Asthma ist bei kleinen Kindern oft schwierig zu diagnostizieren, da Husten und Giemen häufig auch andere Ursachen haben können. Rezidivierende Infekte oder asthmaähnliche Beschwerden (asthmoide Bronchitis) sollten im Zweifelsfalle wie Asthma behandelt und der Therapieerfolg evaluiert werden. Bei älteren Patienten ist Asthma von einer COPD abzugrenzen.

Tabelle 4.**6**   Die Asthmaschweregrade bei unbehandeltem Asthma entsprechend den WHO-Leitlinien [2] (keine aktuelle Therapie)

Stufe	Charakteristika
Stufe 1	
Intermittierendes Asthma	<ul><li>Symptome seltener als 1 × pro Woche.</li><li>Asthmaexazerbationen nur kurz</li><li>nächtliche Asthmasymptome nicht öfter als 2 × pro Monat.</li><li>FEV_1 oder PEF ≥ 80 % des Sollwertes</li><li>PEF- oder FEV_1-Variabilität < 20 %.</li></ul>
Stufe 2	
Leichtes persistierendes Asthma	<ul><li>Beschwerden öfter als 1 × pro Woche, aber seltener als 1 × pro Tag.</li><li>Aktivitäten und Schlaf können beeinträchtigt sein.</li><li>nächtliche Asthmasymptome öfter als 2 × pro Monat.</li><li>FEV_1 oder PEF ≥ 80 % des Sollwertes</li><li>PEF- oder FEV_1-Variabilität 20 – 30 %.</li></ul>
Stufe 3	
Mittelgradiges persistierendes Asthma	<ul><li>täglich Symptome</li><li>Aktivitäten und Schlaf können beeinträchtigt sein.</li><li>nächtliche Asthmasymptome öfter als 1 × pro Woche.</li><li>täglicher Gebrauch von kurz wirksamen β_2-Agonisten.</li><li>FEV_1 oder PEF 60 % bis 80 % des Sollwertes</li><li>PEF- oder FEV_1-Variabilität > 30 %.</li></ul>
Stufe 4	
Schweres persistierendes Asthma	<ul><li>täglich Symptome</li><li>häufige Exazerbationen</li><li>häufige nächtliche Asthmasymptome</li><li>körperliche Aktivitäten eingeschränkt</li><li>FEV_1 oder PEF ≤ 60 % des Sollwertes</li><li>PEF- oder FEV_1-Variabilität > 30 %.</li></ul>

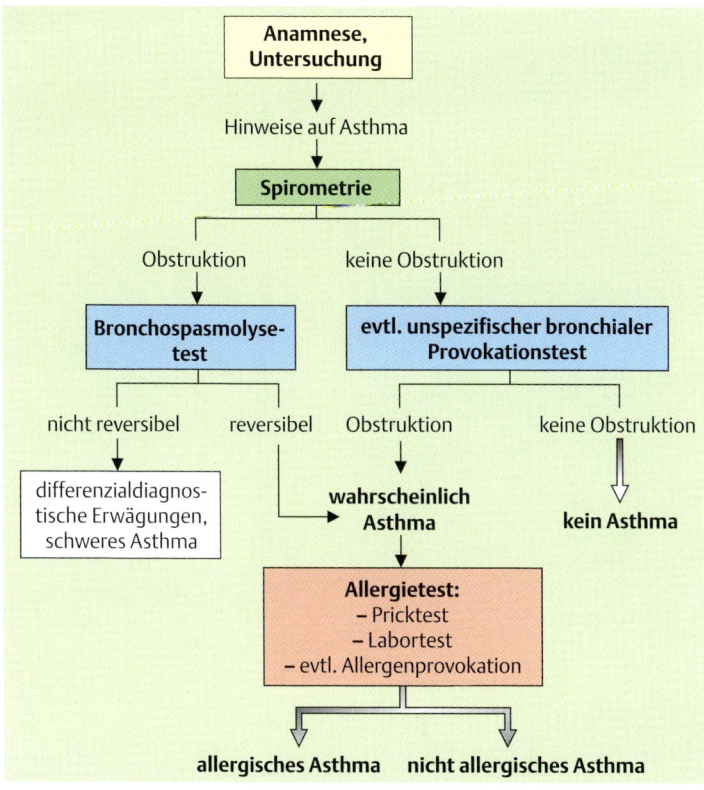

Abb. 4.**2** Diagnostik bei Verdacht auf Asthma.

Tabelle 4.7 Die Asthmaschweregrade bei behandeltem Asthma entsprechend den WHO-Leitlinien [2] (aktuelle Therapie berücksichtigt)

| | aktuelle Behandlungsstufe | | |
	Stufe 1: intermittierend	Stufe 2: leicht persistierend	Stufe 3: mittelgradig persistierend
Symptomatik und Lungenfunktion unter aktueller Therapie	Schweregrad		
Stufe 1: intermittierend ■ Symptome seltener als 1 × pro Woche ■ Asthmaexazerbationen nur kurz ■ nächtliche Asthmasymptome nicht öfter als 2 × pro Monat ■ normale Lungenfunktion zwischen den Episoden	intermittierend	leicht persistierend	mittelgradig persistierend
Stufe 2: leicht persistierend ■ Beschwerden öfter als 1 × pro Woche, aber seltener als 1 × pro Tag ■ nächtliche Asthmasymptome öfter als 2 × pro Monat aber weniger als 1 × pro Woche ■ normale Lungenfunktion zwischen den Episoden	leicht persistierend	mittelgradig persistierend	schwer persistierend

Fortsetzung nächste Seite

Tabelle 4.7 Die Asthmaschweregrade bei behandeltem Asthma entsprechend den WHO-Leitlinien [2] (aktuelle Therapie berücksichtigt) (*Fortsetzung*)

	Aktuelle Behandlungsstufe		
	Stufe 1: intermittierend	Stufe 2: leicht persistierend	Stufe 3: mittelgradig persistierend
Stufe 3: mittelgradig persistierend ■ täglich Symptome ■ Aktivitäten und Schlaf können beeinträchtigt sein ■ nächtliche Asthmasymptome mindestens 1 × pro Woche ■ täglicher Gebrauch von kurz wirksamen β_2-Agonisten ■ FEV_1 oder PEF > 60% bis < 80% des Sollwertes bzw. des persönlichen Bestwertes	mittelgradig persistierend	schwer persistierend	schwer persistierend
Stufe 4: schwer persistierend ■ täglich Symptome ■ häufige Exazerbationen ■ häufige nächtliche Asthmasymptome ■ körperliche Aktivitäten eingeschränkt ■ FEV_1 oder PEF ≤ 60% des Sollwertes bzw. des persönlichen Bestwertes	schwer persistierend	schwer persistierend	schwer persistierend

4.5   Allergietests

Die Allergiediagnostik dient dazu, allergische und nicht allergische Beschwerden zu unterscheiden und die verantwortlichen Allergene zu identifizieren. Nur ca. die Hälfte aller chronischen „Schnupfen" sind allergisch bedingt. „Vasomotorische" Rhinitiden als Oberbegriff für idiopathische, nicht allergische, perenniale Rhinitiden sind für einen Großteil chronischer Nasenbeschwerden verantwortlich. Bei bis zu 30% der Patienten mit Asthma, insbesondere im höheren Lebensalter, lassen sich keine allergischen Auslöser eruieren. Dennoch leiden diese oft unter starken, chronisch persistierenden bzw. progredienten Beschwerden mit starker Eosinophilie des Blutes und der Schleimhäute und einer chronischen Rhinosinusitis. In Unkenntnis der auslösenden Ursachen wird für dieses Krankheitsbild der Begriff Intrinsic Asthma verwendet.

Hauttests

Aus der Anamnese lassen sich bereits Hinweise auf eine mögliche Sensibilisierung ableiten. Bei persistierenden, perennialen Beschwerden gelingt der Nachweis einer möglichen Sensibilisierung meist nur mithilfe von Allergietests. Sensibilisierungen, also das Vorliegen allergenspezifischer IgE-Antikörper, lassen sich mit einem Hauttest nachweisen [6]. Sie sind einfach durchführbar und vergleichsweise kostengünstig. Standard zum Nachweis von Sensibilisierungen gegen Inhalationsallergene ist heute der Pricktest [7]. Lokale oder systemische allergische Reaktionen bis zum Asthmaanfall oder zum anaphylaktischen Schock können, wenn auch sehr selten, als Komplikationen auftreten. Hauttests sollten nur von erfahrener Hand vorgenommen werden und z.B. in der Schwangerschaft unterbleiben. Aus Sicherheitsgründen sollte der Patient vor dem Test weitgehend beschwerdefrei sein und in den zurückliegenden Tagen keinen ausgedehnten Allergenkontakt aufweisen. Akute Infektionen sollten ausgeheilt sein. Ein erhöhtes Risiko ist zu erwarten, wenn ein schweres Asthma oder anaphylaktische Reaktionen in der Vorgeschichte bestehen. Unabdingbar ist die praktische Erfahrung in der Therapie lebensbedrohlicher anaphylaktischer Reaktionen, die vom allergietestenden Arzt und seinem Praxisteam beherrscht werden müssen. Die Einnahme von β-Blockern und ACE-Hemmern kann eine evtl. notwendige Reanimation erschweren und gilt als relative Kontraindikation.

Antiallergisch wirksame Arzneimittel müssen rechtzeitig vor dem Test abgesetzt werden, da sie ansonsten die Hautreaktion unterdrücken. Antihistaminika sollten mindestens drei Tage vorher abgesetzt werden. Topische Glukokortikosteroide (Ausnahme: Applikation im Testareal) stören die Hauttests ebenso wenig wie orale Glukokortikosteroide bis 30 mg Prednisolonäquivalent für eine Woche. Eine Hemmung der Hautreagibilität lässt sich abschätzen anhand der Histaminquaddel, die in jedem Prick-Test als Kontrolle dient.

Beim **Pricktest** wird zunächst die Haut gereinigt und danach werden Tropfen der verschiedenen Allergenlösungen auf die Innenseite der Unterarme oder den Rücken aufgebracht. Mit einer Pricklanzette wird durch den Tropfen schräg in die oberste Hautschicht eingestochen. Beim Zurückziehen der Lanzette wird die Haut leicht angehoben. Die Allergenlösung gelangt so durch den kleinen Stichkanal in die vitalen Abschnitte der Haut. Nach 15 – 20 Minuten wird die Reaktion beurteilt, die im positiven Fall aus einer Quaddel, umgeben von einem Erythem besteht und mit Juckreiz einhergeht. Bei jedem Pricktest werden eine Histaminlösung als Positiv- und eine NaCl-Lösung als Negativkontrolle mitgeführt. Die Hautreaktion gilt als positiv, wenn die Quaddel im Durchmesser mindestens 3 mm größer ist als die Quaddel der Negativkontrolle. Der Test kann in zwei Schritten ausgeführt werden, zunächst mit Allergenmischungen, die dann im Falle einer positiven Reaktion weiter in die einzelnen Allergene aufgeschlüsselt werden. Oft kommt man mit 15 bis 30 Testlösungen in einem Schritt aus, um die relevanten Allergene zu identifizieren.

Der Pricktest hat eine hohe Reproduzierbarkeit. Bei ca. 15 – 35 % der Patienten, insbesondere bei Sensibilisierungen gegenüber ganzjährigen Allergenen, kommt es vor, dass der Pricktest eine Sensibilisierung anzeigt, zu der die Betroffenen aber gar keine passenden Beschwerden angeben. Allergenabhängige Symptome können im höheren Lebensalter abnehmen oder völlig verschwinden. Allergien bleiben auch dann unbemerkt, wenn die Betroffenen kaum oder gar keinen Kontakt mit den entsprechenden Allergenen haben. Beschwerdefreie Patienten mit einem stark positiven Hauttest haben ein hohes Risiko, in Zukunft eine symptomatische allergische Erkrankung zu entwickeln: Von 114 sensibilisierten (positiver Hauttest) aber beschwerdefreien Kindern trat bei 53 % im Laufe von vier Jahren eine allergische Rhinitis und bei 5 % ein allergisches Asthma auf. Falsch positive Ergebnisse, also positive Hautreaktionen ohne vorhandene Sensibilisierung, sind selten. Ursache falsch positiver Ergebnisse kann auch eine Urticaria factitia sein, bei der aber auch die Kontrolllösung eine Reaktion verursacht. Falsch negative Ergebnisse – eine vorhandene Sensibilisierung hat zu keiner deutlichen Hautreaktion geführt – können ebenfalls auftreten (ca. 5 %). Als Ursachen kommen technische Fehler, etwa zu alte Allergenlösungen, eine unzureichende Penetration der oberen Hornschicht der Haut oder die Prämedikation mit H1-Antihistaminika infrage.

Der **Intrakutantest** wird heute nur noch selten verwendet. Dabei werden 0,03 bis 0,07 ml des Allergenextraktes mit einer 1 ml Tuberkulinspritze (Kanüle Nr. 18 oder 20) streng intrakutan injiziert. Er ist zwar sensitiver als der Pricktest, führt aber häufiger zu Nebenwirkungen und fällt öfter falsch positiv aus. Aufgrund dieser Nachteile wird der Intrakutantest nur dann empfohlen, wenn der Pricktest ein negatives Ergebnis liefert, die Anamnese aber den dringenden Verdacht auf eine Überempfindlichkeit weiter nahelegt. Wie bei einer Hyposensibilisierung sollten die Patienten nach einem Intrakutantest noch mindestens 20 Minuten überwacht in der Praxis bleiben.

Weitere Hauttests, z. B. der Reibtest (der angewendet werden kann, wenn eine starke Sensibilisierung vermutet wird, standardisierte Allergenlösungen fehlen oder sich trotz positiver Anamnese mit den kommerziell erhältlichen Allergenen keine positive Reaktion ermitteln lässt) oder der Scratchtest (zur Diagnose von Atemwegsallergien nicht mehr empfohlen) spielen heute nur eine untergeordnete Rolle bei spezifischen Fragestellungen, besonderen Allergenen oder unklaren Reaktionen auf standardisierte Allergenlösungen.

Bestimmung spezifischer IgE-Antikörper

Wenn Hauttests nicht möglich sind oder unschlüssige Ergebnisse liefern, kann eine Sensibilisierung in vitro durch Nachweis spezifischer IgE-Antikörper gesichert werden. Indikationen für In-vitro-IgE-Messung sind z. B. Hauterkrankungen wie die Neurodermitis oder auch Patienten, die keinen Hauttest tolerieren, z. B. kleine Kinder. Diskrepanzen zwischen Hauttest und Anamnese ebenso wie eine vermutete hochgradige Überempfindlichkeit sind weitere Indikationen für die spezifische IgE-Bestimmung [8]. Diese Methode wird durch antiallergische Arzneimittel nicht beeinflusst und ist daher auch für Patienten geeignet, die ihre Medikamente nicht absetzen können oder wollen. Als Testmethoden haben sich heute Systeme etabliert, die nicht mehr auf Radioaktivitätsmessungen zurückgreifen. Das UniCAP®-System wird dabei als Standard angesehen (Abb. 4.**3**). Als Suchtest steht der Phadiatop®-Test zur Verfügung, der häufige ubiquitäre Allergene in einer Messung vereint. Mithilfe von Referenzseren werden die Ergebnisse in vier bis sechs Klassen eingeteilt. Klasse 1 entspricht einem fraglichen Befund, der noch nicht als positiv gewertet wird, während Klassen 2 und höher mit einer Sensibilisierung vereinbar sind.

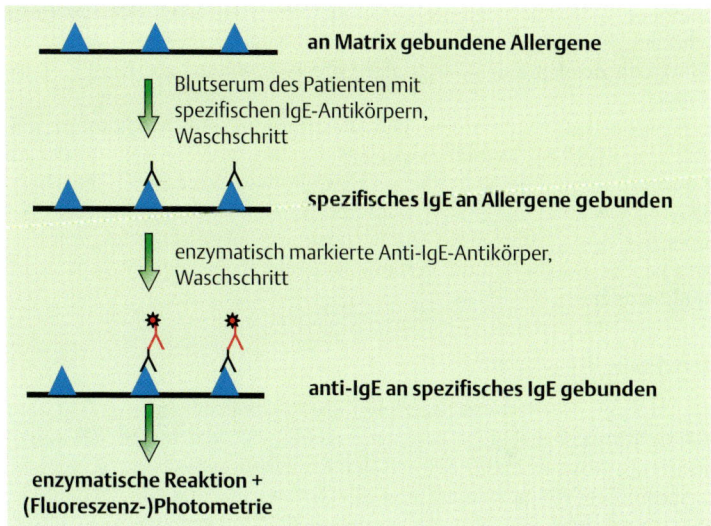

an Matrix gebundene Allergene

Blutserum des Patienten mit
spezifischen IgE-Antikörpern,
Waschschritt

spezifisches IgE an Allergene gebunden

enzymatisch markierte Anti-IgE-Antikörper,
Waschschritt

anti-IgE an spezifisches IgE gebunden

**enzymatische Reaktion +
(Fluoreszenz-)Photometrie**

Abb. 4.**3** Prinzip des Enzyme-Allergo-Sorbent-Test (EAST) bzw. des Fluoreszenz-Enzym-Immunoassay (FEIA, z. B. UniCAP®).

Die Ergebnisse von Hauttests und Labortests stimmen in 60 bis 100 % überein, je nach getestetem Allergen, den verwendeten Methoden und der Erfahrung des Untersuchers. Werden die Allergene für Pricktestlösungen und Labortests auf die gleiche Weise gewonnen (und vom gleichen Hersteller verwendet), ist die Übereinstimmung bei Inhalationsallergenen sehr hoch. Falsch positive und falsch negative Ergebnisse sind bei der Bestimmung des spezifischen IgE aber ebenfalls möglich. Eine Sensibilisierung, d. h. weder ein positiver Hauttest noch der Nachweis allergenspezifischer IgE-Antikörper sind a priori mit einer klinisch relevanten allergischen Erkrankung gleichzusetzen!

Nach wie vor wird häufig das **Gesamt-IgE** bestimmt. Erhöhte Gesamt-IgE-Spiegel können zwar auf eine allergische Erkrankung hindeuten. Andererseits kommen erhöhte Werte auch bei nicht allergischen, entzündlichen Hauterkrankungen, Wurminfektionen, einigen Nieren- und Lebererkrankungen, HIV-Infektionen und weiteren Störungen des Immunsystems vor. Darüber hinaus kann das Gesamt-IgE auch bei Patienten mit manifesten Allergien – besonders bei Patienten mit allergischer Rhinitis und Insektengiftallergien – nicht erhöht sein. Daher wird heute die Messung des Gesamt-IgE in der Diagnostik von Atemwegsallergien nicht mehr empfohlen und sollte zugunsten des Pricktests und der Messung des spezifischen IgE aufgegeben werden, wie es die *European Academy of Allergy and Clinical Immunology* (EAACI) empfiehlt.

Weitere Laboruntersuchungen (Bestimmung von Mediatoren, z.B. ECP und Tryptase, Zytokine oder Eosinophile im Nasensekret oder im Sputum) können bei speziellen Fragestellungen oder zu wissenschaftlichen Zwecken zum Einsatz kommen, spielen in der täglichen Praxis aber nur eine geringe Rolle. Die Bestimmung spezifischer IgG-Antikörper ist zur Diagnose und Verlaufskontrolle atopischer Erkrankungen nicht geeignet.

Der nasale Provokationstest

Da Haut- und Labortests prinzipiell nur Sensibilisierungen, nicht aber deren klinische Relevanz belegen, ergeben sich die in Tab. 4.8 aufgeführten Indikationen für den nasalen Provokationstest mit Allergenen. Insbesondere bei persistierender allergischer Rhinitis sind aktuell klinisch relevante von klinisch stummen Sensibilisierungen zu unterscheiden.

Der Provokationstest sollte von einem HNO-Arzt bzw. von einem speziell fortgebildeten Spezialisten durchgeführt werden. Systemische allergische Reaktionen, insbesondere Asthmaattacken, sind möglich. Eine qualifizierte Notfallbehandlung sollte jederzeit sichergestellt sein.

Ein Provokationstest kann nur dann richtig beurteilt werden – und ist auch nur dann sicher – wenn der Patient zum Testzeitpunkt nicht

Tabelle 4.8   Indikationen des nasalen Provokationstests (NPT), modifiziert nach den DGAI-Leitlinien [3]

- Diskrepanzen zwischen Anamnese und Hauttests bzw. spezifischer IgE-Bestimmung bei therapeutischer Relevanz der eventuellen klinischen Aktualität
- Sensibilisierung kann nicht eindeutig als Beschwerdeauslöser benannt werden (nur oder auch nicht allergische Trigger möglich)
- Mehrere saisonale Allergene als mögliche Auslöser
- Berufsbedingte Allergie (Gutachten, Umschulungen)
- Reproduktion/Nachweis systemischer Symptome durch Inhalationsallergene
- Beurteilung des Therapieerfolges bei Immuntherapie

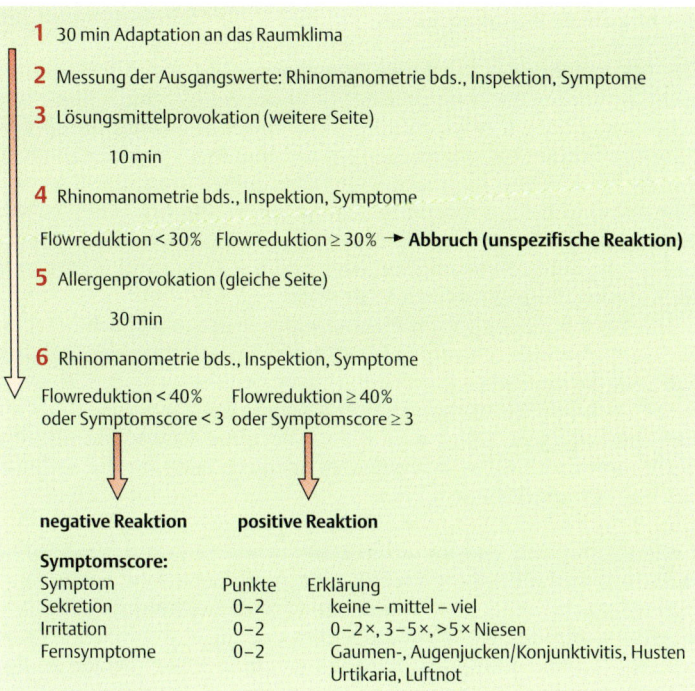

1 30 min Adaptation an das Raumklima

2 Messung der Ausgangswerte: Rhinomanometrie bds., Inspektion, Symptome

3 Lösungsmittelprovokation (weitere Seite)

10 min

4 Rhinomanometrie bds., Inspektion, Symptome

Flowreduktion < 30%   Flowreduktion ≥ 30% → **Abbruch (unspezifische Reaktion)**

5 Allergenprovokation (gleiche Seite)

30 min

6 Rhinomanometrie bds., Inspektion, Symptome

Flowreduktion < 40%   Flowreduktion ≥ 40%
oder Symptomscore < 3 oder Symptomscore ≥ 3

negative Reaktion   **positive Reaktion**

Symptomscore:

Symptom	Punkte	Erklärung
Sekretion	0–2	keine – mittel – viel
Irritation	0–2	0–2×, 3–5×, >5× Niesen
Fernsymptome	0–2	Gaumen-, Augenjucken/Konjunktivitis, Husten Urtikaria, Luftnot

Abb. 4.**4**   Ablauf und Bewertungskriterien des nasalen Provokationstestes mit Allergenen.

unter allergischen Symptomen leidet. Infektionen dürfen ebenfalls nicht bestehen. Abstand von einem Provokationstest wird auch bei Schwangerschaft, bei Kleinkindern und sehr hochgradiger Überempfindlichkeit genommen. Das bei den Hauttests zur Einnahme von Medikamenten Gesagte gilt in ähnlicher Weise auch bei Provokationstests. Hier ist allerdings auch der Einfluss von Nasensprays zu berücksichtigen. Diese müssen rechtzeitig vor dem Test abgesetzt werden (s. EAACI-Leitlinien [9]).

Die Durchführung eines nasalen Provokationstests ist in Abb. 4.**4** schematisch zusammengefasst. Zur Beurteilung dienen Symptomscores und die anteriore Rhinomanometrie zur Objektivierung der nasalen Obstruktion.

Der bronchiale Provokationstest

Der **bronchiale oder inhalative Provokationstest mit Allergenen** ist nicht als Routinemethode geeignet [2,9]. Schwere Asthmaanfälle und Schockreaktionen können auftreten. Zudem verschlechtert die spezifische Provokation mit einem Allergen die endobronchiale Entzündung und die bronchiale Hyperreagibilität. Daher sollten bronchiale Provokationstests nur bei besonderer Indikation von erfahrenen Untersuchern und nur dann durchgeführt werden, wenn sich daraus auch Konsequenzen für die Behandlung ergeben oder sie im Rahmen von gutachterlichen Fragestellungen unverzichtbar sind.

Die meisten Allergiker mit Asthma leiden gleichzeitig auch unter allergischen Nasenbeschwerden (vgl. Kapitel 2). Daher lag der Gedanke nahe, auf die bronchiale Provokation zugunsten der weniger problematischen nasalen Provokation zu verzichten. In der Tat ergeben diesbezügliche Untersuchungen, dass ein nasaler Provokationstest oft ausreicht, um die klinische Relevanz des Allergens auch für die Asthmabeschwerden zu dokumentieren.

Zusammenfassung

- Asthma und allergische Rhinitis sind symptomatische Entzündungen der Schleimhaut der oberen und unteren Atemwege.
- Asthma wird ätiologisch in atopisches und nicht atopisches (intrinsisches) Asthma unterteilt. Eine Einteilung in Schweregrade erfolgt heute anhand der funktionellen Einschränkung und der subjektiven Symptomatik. Da dies einer sehr oberflächlichen Einteilung entspricht, sind weiterführende Untersuchungen und die Verlaufsbeobachtung unter Therapie weitere bedeutende Kriterien in der Diagnostik dieser Erkrankungen.
- Die allergische Rhinitis (AR) wird nach der Beschwerdedauer in intermittierende und persistierende AR klassifiziert. Schweregrade werden nach Lebensqualitätskriterien unterschieden.
- Leitsymptom bei Asthma ist anfallsartige Dyspnoe, häufig auch Husten und giemende, pfeifende, brummende Atemgeräusche.
- Kardinalsymptome der AR sind nasale Obstruktion, Rhinorrhö, Niesen und Nasenjucken. Sehr häufig besteht eine allergische Konjunktivitis.
- Zu erfassen sind Allgemeinsymptome (Müdigkeit!), Einschränkungen der Lebensqualität, Auslöser, Zeitpunkt, Häufigkeit und Dauer der Beschwerden.

- Besonders zu achten ist auf Begleiterkrankungen, insbesondere Rhinitis bei Asthma und Asthma bei Rhinitis, aber auch atopische Dermatitis und Sinusitis.
- Die körperliche Untersuchung bei Asthma ist im beschwerdefreien Intervall meist unauffällig, was ein symptomatisches Asthma nicht ausschließt.
- Zur Diagnose einer AR gehört heute eine anteriore Rhinoskopie und bei persistierenden oder therapieretraktären Beschwerden eine nasale Endoskopie durch den HNO-Arzt.
- Die Diagnose Asthma wird durch Lungenfunktionsmessungen (Spirometrie) gesichert (FEV$_1$, IVC, Bronchospasmolysetest, evtl. unspezifische Provokation).
- Zur Diagnose der allergischen Rhinitis sowie bei vermutet allergisch bedingtem Asthma ist der Nachweis einer entsprechenden Sensibilisierung notwendig. Diese erfolgt primär mittels Pricktest, evtl. durch Bestimmung spezifischer IgE-Antikörper.
- Die klinische Relevanz einer Sensibilisierung ergibt sich aus der Anamnese und der Allergiediagnostik und kann durch einen nasalen Provokationstest mit dem Allergen gesichert werden. Der bronchiale Provokationstest mit Allergenen ist risikoreicher und besonderen Fragestellungen vorbehalten.

Ausgewählte Literatur

1 Nolte D. Asthma. München, Baltimore, Wien: Urban & Schwarzenberg, 1998
2 National Institutes of Health, World Health Organization. Global Initiative for Asthma: Global strategy for asthma management and prevention. NHLBI/WHO Workshop Report. Bethesda, MD: National Institutes of Health, National Heart, Lung, and Blood Institute, 1995 (updated 2003). www.ginasthma.com
3 Interdisziplinäre Arbeitsgruppe „Allergische Rhinitis" der Sektion HNO der DGAI. Leitlinie der DGAI zur allergischen Rhinokonjunktivitis. Allergologie 2003; 26: 147–162
4 Bousquet J, Van Cauwenberge P, Khaltaev N, and the ARIA Workshop Group. Allergic rhinitis and its impact on asthma. ARIA. In collaboration with the World Health Organisation. J Allergy Clin Immunol 2001; 118 (Suppl 10): 1–315
5 Van Cauwenberge P, Bachert C, Passalacqua G, Bousquet J, Canonica GW, Durham SR, Fokkens WJ, Howarth PH, Lund V, Malling H-J, Mygind N, Passali D, Scadding GK, Wang D-Y. EAACI Position Paper: con-

sensus statement on the treatment of allergic rhinitis. Allergy 2000; 55: 116–134

6 Deutsche Atemwegsliga. Allergiediagnostik bei Atemwegserkrankungen in der Praxis. Pneumologie 1994; 48: 300–304

7 The European Academy of Allergology and Clinical Immunology. Position paper. Allergen standardization and skin tests. Allergy 1993; 48: 48–82

8 American Academy of Allergy and Immunology. Position paper: The use of in vitro tests for IgE-antibody in the specific diagnosis of IgE-mediated disorders and in the formulation of allergen immunotherapy. J Allergy Clin Immunol 1995; 90: 263–267

9 Melillo G, Bonini S, Cocco G, Davies RJ, de Monchy JG, Frolund L, Pelikan Z. EAACI provocation tests with allergens. EAACI subcommittee on provocation tests with allergens. Allergy 1997; 52: 1–35

5 Leitlinien für die Therapie von Asthma und Rhinitis: Aktueller Stand

5.1 Allergenkarenz

Allergenkarenz bzw. die Meidung unspezifischer, nicht allergener Auslöser der Atemwegsobstruktion ist nicht immer und vollständig möglich. Dennoch sollte sie als therapeutische Option erwogen und die Patienten dementsprechend unterrichtet werden. Hierzu müssen die klinisch relevanten Sensibilisierungen bekannt sein, was sich nur durch eine geeignete allergologische Diagnostik erreichen lässt. In der Wohnung kann die Belastung durch Hausstaubmilbenallergene dauerhaft gesenkt werden; hingegen kann es schwierig bis unmöglich werden, relevante Tierallergene konsequent zu meiden, da insbesondere Katzenallergene in Schulen, Kindergärten und andere öffentliche Einrichtungen verschleppt werden. Tierhaltung (v. a. Säugetiere und Vögel) ist für Allergiker generell nicht zu empfehlen; v. a. bei Kontakt mit Katzen und Pferden ist das Sensibilisierungsrisiko hoch. Saisonale Allergene (Pollen und einige Schimmelpilzsporen) zu meiden, ist aufgrund des massiven und ubiquitären Auftretens nur sehr begrenzt umsetzbar.

Während die negativen Auswirkungen der Allergenexposition hinlänglich bekannt sind, fehlen allerdings aussagekräftige Studien, die die Wirksamkeit der *Allergenkarenz* schlüssig und übereinstimmend belegen. Wenig Zweifel bestehen heute, dass asthmatische Beschwerden bei einer Hausstaubmilbenallergie durch allergendichte Matratzenüberzüge (Encasings) gebessert werden können [1]. Es ist anzunehmen, dass die größten Effekte durch Kombination aller infrage kommenden, sinnvollen Maßnahmen zu erwarten sind; andererseits ist dies oft nur durch erhebliche, kostenintensive und bezüglich des erzielbaren Erfolgs fragwürdige Umstellungen z. B. im Wohnumfeld der Patienten zu erzielen, was sich auch in Studien kaum überprüfen lässt. Ob sich durch eine konsequente Meidung relevanter Allergene die Symptomatik und/oder der Bedarf an Medikamenten oder sogar ein prophylaktischer Effekt auf den natürlichen Krankheitsverlauf erzielen lässt, ist anzunehmen, aber nicht hinlänglich gesichert. Dennoch sind Karenzmaßnahmen im häuslichen Bereich auch für Familienmitglieder

Tabelle 5.1   Sinnvolle Maßnahmen zur Allergenkarenz

bei Pollenallergie
- Pollenflugkalender beachten, entsprechende Urlaubsplanung
- Waschen der Haare vor dem Schlafengehen
- Zurücklassen der Kleidung außerhalb des Schlafraumes
- blühende Wiesen meiden, körperliche Anstrengung im Freien während der Saison reduzieren
- Schließen der Fenster tagsüber
- Pollenfilter im Auto

bei Hausstaubmilben-, Tierhaar- und Schimmelpilzallergie
- Encasings für Matratze und Bettzeug
- Encasings, Bettzeug, Kleidung, Kuscheltiere bei 60 °C waschen
- Teppiche durch Holzfußböden, Fliesen etc. ersetzen (besonders im Schlafzimmer!)
- Textil- durch Lederpolstermöbel ersetzen
- evtl. allergenbelastete Teppiche und Polstermöbel mit Akariziden behandeln (Tests auf Milbenallergene!)
- Senkung der Luftfeuchtigkeit, gute Raumlüftung
- feucht staubwischen, freistehende Staubfänger vermeiden
- nicht selbst staubsaugen, Staubsauger mit Allergenfilter und allergendichten Beuteln benutzen
- keine Haustiere, nach Haustierabgabe: Grundreinigung
- Schimmelbefall gründlich entfernen
- keine Zimmerpflanzen

bei beruflicher Allergie
- Atemschutz, Absaugung etc.
- frühzeitig Arbeitsplatzwechsel, Umschulung

von Patienten mit Typ-I-Allergien, die eine atopische Diathese aufweisen, als Primärprävention zu empfehlen.

Berufsbedingte Allergien werden oft spät erkannt. Ein frühzeitiges Feststellungsverfahren und danach entsprechende Maßnahmen wie Arbeitsplatzwechsel, Umschulung etc. sind anzuraten. Insbesondere im Bäckerhandwerk beginnen berufsbedingte Allergien häufig mit rhinitischen Beschwerden, aus denen sich im Verlauf Asthma entwickelt, weshalb bereits die allergische Rhinitis als Berufskrankheit anerkannt wird.

Die wichtigsten Maßnahmen zur Allergenvermeidung sind in Tab. 5.1 aufgeführt.

Unspezifische Atemwegsreize sind von Patienten mit Asthma noch konsequenter zu meiden als von gesunden Normalpersonen. Dazu gehört auch und ausdrücklich das Inhalationsrauchen. Luftschadstoffe wie Passivrauch (Zigaretten, Kamin, Heizungen), Abgase und andere Irritantien (z.B. Haarspray, Lacke, Lösungsmittel, Ozon) sind ebenfalls zu meiden.

Influenzaschutzimpfung wird bei Patienten mit Asthma empfohlen, desgleichen eine Pneumokokken-Impfung.

Nahrungsmittelunverträglichkeiten lösen selten direkt asthmatische Beschwerden aus, sind aber z.B. im Rahmen eines oralen Allergiesyndroms zu beachten. Die Patienten müssen entsprechend aufgeklärt werden.

5.2 Pharmakotherapie bei allergischer Rhinitis und Asthma

Die Pathophysiologie von Asthma und allergischer Rhinitis weist eine Reihe von Gemeinsamkeiten auf, unter anderem die charakteristische Infiltration der Schleimhaut mit Eosinophilen. Entsprechend finden sich ähnliche Ansätze in der Pharmakotherapie, die jedoch durch anatomische und funktionelle Unterschiede der Bronchialschleimhaut und der Nasenschleimhaut in verschiedenen Aspekten erhebliche Unterschiede aufweisen. Während als Beispiel die Bronchialobstruktion partiell durch Kontraktion der glatten Muskulatur der Atemwege vermittelt wird, ist die Behinderung der Nasenatmung bei der allergischen Rhinitis auf eine Schwellung der venösen Sinusoide der Nasenschleimhaut zurückzuführen. Freisetzung von Mastzellmediatoren verursacht in der Nase Nies- und Juckreiz, was in den unteren Atemwegen allenfalls im Hustenreiz seine Entsprechung findet.

5.2.1 Pharmakotherapie bei allergischer Rhinitis

Intranasale und systemische Glukokortikosteroide

Glukokortikoide (GKS) sind die wirksamsten Medikamente in der Therapie des allergischen Asthmas und der allergischen Rhinitis.

Trotz der überzeugenden Wirkung ist die Dauertherapie mit systemischen GKS aufgrund der mittel- bis langfristig zu erwartenden Nebenwirkungen unerwünscht und schweren Fällen vorbehalten. Bei der allergischen Rhinitis sind systemische GKS daher nur kurzzeitig als Anstoßtherapie bei sehr schweren oder bei therapierefraktären Beschwerden indiziert (z.B. 20–40 mg Methylprednisolon für 3–5 Tage). Depotinjektionen gelten heute wegen der Gefahr schwerer, irreversibler Nebenwirkungen als obsolet.

Tabelle 5.**2**   Die korrekte Anwendung von Nasensprays hilft Nebenwirkungen zu vermeiden und die Wirkung zu optimieren

- Nase vor Gebrauch des Sprays durch Verwendung eines Taschentuchs säubern.
- Kopf ca. 45° nach vorne neigen: „Im Stehen auf die eigenen Füße schauen."
- Die Flasche aufrecht halten. Die Öffnung des Sprays auf das gleichseitige Ohr richten. Nicht auf die Nasenscheidewand sprühen.
- Langsam durch die Nase einatmen und einen vollständigen Sprühstoß abgeben. „Nicht die Nase hochziehen."
- Durch den Mund ausatmen.
- Gleiches Vorgehen auf der anderen Seite.

Wie beim Asthma hat sich auch bei der allergischen Rhinitis die Dauertherapie mit topischen Glukokortikosteroiden als wirksamste Behandlung erwiesen. Bei der allergischen Rhinitis beheben oder lindern sie alle nasalen Symptome einschließlich der nasalen Obstruktion. Ihre Wirksamkeit übertrifft die der topischen Antihistaminika und der Cromone. Ihre Wirkung ist durch eine Plethora von antientzündlichen Effekten in verschiedenen Stadien des Entzündungsprozesses erklärbar. Sie bessern das zelluläre Infiltrat der Schleimhaut und hemmen die Bildung und Freisetzung relevanter inflammatorischer Zytokine (IL-3, -4, -5, -13) und deren Rezeptoren. Glukokortikosteroide verringern zudem die Freisetzung von Mastzellmediatoren in der Nasenschleimhaut. Klinische Folge ist eine Abnahme der nasalen Entzündung und der Hyperreagibilität. Inwieweit und ob sich die verschiedenen auf dem Markt befindlichen topischen GKS in ihrer Wirkung unterscheiden, ist noch unklar.

Intranasale GKS gelten als sehr gut verträglich. Auch unter Langzeitanwendung soll keine Atrophie der Nasenschleimhaut auftreten, weshalb sie auch zur Dauertherapie bei persistierender Rhinitis geeignet sein können. Lokale Reizerscheinungen wie Verkrustung, Trockenheit der Nasenschleimhaut oder leichte Blutbeimengungen zum Nasensekret können auftreten. Sehr selten kann es zu einer Perforation des Nasenseptums kommen. Bei korrekter Applikation (Sprühtechnik siehe Tab. 5.2) und bei empfohlenen Dosierungen lassen sich diese lokalen Nebeneffekte meist vermeiden. Vorbeugend kann eine weiche Nasensalbe (Vaseline) verwendet werden.

Topische intranasale GKS sind in den empfohlenen Dosierungen nicht mit klinisch relevanten systemischen Nebenwirkungen verbunden. Die Wirkstoffe Budesonid, Flunisolid, Fluticason, Mometasonfuroat und Triamcinolonacetonid lassen die Hypothalamus-Hypophysen-Nebennierenrindenachse (HHN-Achse) unbeeinflusst und unterdrücken die endogene Kortisolproduktion nicht. Für Beclometason ließ sich eine Suppression der HHN-Achse mit verminderter Kortisolausscheidung im Urin nachweisen. Bei 6–9-jährigen Kindern zeigte sich eine geringe Wachstumsreduktion von 1 cm im Laufe eines Jahres. Insgesamt sind die Langzeiteffekte aller intranasalen GKS auf das Längenwachstum gering, auch wenn in einigen Untersuchungen mittels Knemometrie eine kurzzeitige Wachstumsverminderung nachgewiesen wurde. Deren klinische Relevanz wird jedoch gering erachtet [2]. Modernere GKS wie Mometason oder Fluticason haben eine wesentlich geringere orale Bioverfügbarkeit und potenziell noch geringere systemische Wirkungen.

Aufgrund ihrer guten Wirkung und des geringen Nebenwirkungspotenzials sind moderne intranasale GKS bei der allergischen Rhinitis Medikamente der ersten Wahl, insbesondere bei persistierenden, mittelgradigen bis schweren Symptomen, die mit nasaler Obstruktion einhergehen [3,4]. Nach konsequenter Dauertherapie kann nach ca. drei Monaten die Dosis häufig um 50% reduziert werden, ohne dass sich die Symptomatik nachhaltig verschlechtert.

Orale und intranasale Antihistaminika

H_1-Antihistaminika wirken bei der allergischen Rhinitis symptomatisch, indem sie die Histaminrezeptoren an Nervenendigungen, Drüsen und Blutgefäßen in der Nasenschleimhaut blockieren. Orale Antihistaminika beeinflussen vor allem die Rhinorrhö, den Nies- und Juckreiz, und können systemisch verabreicht auch begleitende Beschwerden einer allergischen Konjunktivitis bessern. Im Vergleich zu topischen Kortikosteroiden beeinflussen sie die nasale Obstruktion nur geringfügig. Die Gründe hierfür sind unklar. Es ist anzunehmen, dass die nasale Obstruktion eher durch die anhaltende Entzündung mit einer Vielzahl von Mediatoren verursacht wird, die sich durch Antagonisten des H_1-Rezeptors nur unzureichend therapieren lassen. Dennoch sind einzelne antiinflammatorische/antiallergische Wirkungen der H_1-Antagonisten beschrieben, z.B. die Hemmung der Mastzelldegranulation in vitro, eine Verminderung der Leukotriensynthese sowie der Expression von Adhäsionsmolekülen, Zytokinen und Chemokinen. Die klinische Bedeutung dieser Befunde bedarf noch einer überzeugenden Bestätigung.

Im Hinblick auf die relative Wirksamkeit in der Therapie der Symptome der allergischen Rhinitis sind orale und topische Antihistaminika den intranasalen GKS unterlegen, aber wirksamer als die Cromone.

Sedierende Effekte als wesentliche Nebenwirkung der oralen Antihistaminika sind bei der neueren Generation in den empfohlenen Dosierungen gering, aber nicht ausgeschlossen, die anticholinerge Wirkung ist vernachlässigbar. Bei regelmäßiger Einnahme ist die Wirkung dieser Rezeptorantagonisten erwartungsgemäß besser als bei bedarfsweiser Einnahme.

Während Astemizol und Terfenadin noch das Risiko lebensbedrohlicher ventrikulärer Arrhythmien insbesondere in Kombination mit Erythromycin oder Ketoconazol aufwiesen und Astemizol deshalb vom Markt genommen wurde, sind die neueren Antihistaminika unter normaler Dosierung ohne klinisch relevante kardiale Risiken [5,6].

Antihistaminika sind Medikamente der ersten Wahl bei intermittierender und persistierender Rhinitis, insbesondere für Patienten, die zudem an einer allergischen Konjunktivitis leiden [3,4]. Bei therapieresistenten, mittelgradig bis schweren, persistierenden Beschwerden an der Nase und den Augen können Antihistaminika mit topischen GKS kombiniert werden.

Cromone

Die Cromone Dinatriumcromoglykat (DNCG) und Nedocromil sind topisch als Nasensprays und Augentropfen erhältlich. Der Mechanismus ihrer Wirkung ist bis heute unklar. Cromone beeinflussen eine allergische Rhinitis schwächer als topische GKS und orale oder topische Antihistaminika, und bessern die nasale Obstruktion kaum. Inwieweit sich die Wirksamkeit von DNCG und Nedocromil unterscheiden, ist ungewiss, auch wenn der Wirkungseintritt von Nedocromil schneller sein soll. Cromone werden zur viermal täglichen, vorbeugenden Einnahme empfohlen, was die Compliance beeinträchtigt. Sie sind weitgehend frei von Nebenwirkungen und können selten lokale Reizerscheinungen an der Nasenschleimhaut verursachen. Ihr Einsatz ist in den letzten Jahren rückläufig und nur noch in Einzelfällen (z.B. in der Schwangerschaft) indiziert [4].

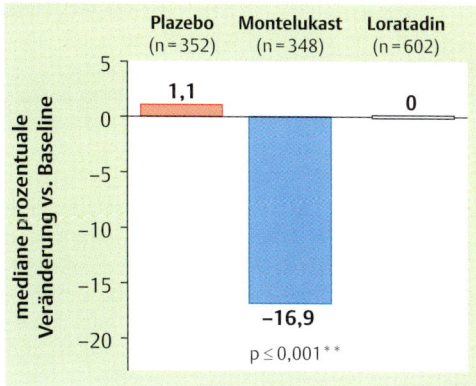

Abb. 5.1 Mediane prozentuale Veränderung der Zahl der Eosinophilen im peripheren Blut gegenüber den Baselinewerten in einer Studie bei saisonaler allergischer Rhinitis, ** $p \leq 0{,}001$ vs. Plazebo (modifiziert nach Philip et al. [7]).

Leukotrien-Rezeptor-Antagonisten zur Behandlung der allergischen Rhinitis

Die Rolle der Cysteinylleukotriene in der Pathophysiologie der allergischen Rhinitis ist durch eine Reihe von Untersuchungen etabliert. Durch Hemmung ihrer Synthese (durch 5-Lipoxygenase-Inhibitoren) oder Wirkung (durch Leukotrien-Rezeptor-Antagonisten) lassen sich Beschwerden der allergischen Rhinitis lindern, wie sich in einer Reihe von multizentrischen, plazebokontrollierten klinischen Studien an großen Patientenkollektiven dokumentieren ließ. So verringern Leukotrien-Rezeptor-Antagonisten wie Montelukast und Zafirlukast nicht nur die Beschwerden nach akuter Allergenexposition, sondern bessern nach mehrwöchiger Behandlung die berichteten Symptome einschließlich Einschlafschwierigkeiten, Erwachen in der Nacht, verlegte Nasenatmung beim Aufwachen, Obstruktion, Rhinorrhö und Niesen ebenso wie Augenbeschwerden bei begleitender Konjunktivitis. Im Vergleich mit dem Antihistaminikum Loratadin ließen sich für den Leukotrien-Rezeptor-Antagonisten Montelukast klinisch ähnliche Verbesserungen der nasalen Beschwerden erzielen, wobei Montelukast in allen Studien zudem die Zahl der eosinophilen Granulozyten im peripheren Blut reduzieren konnte, was sich für Loratadin nicht nachweisen ließ (Abb. 5.1 [7]). Als einer der möglichen Wirkmechanismen ließ sich bei Kindern mit persistierender allergischer Rhinitis (PAR) und Anstrengungsasthma zeigen, dass die Therapie mit Montelukast (5 mg) die Konzentration der TH_2-Zytokine IL-4 und IL-13 in der Nase senkt und die Konzentration des TH_1-Zytokins IFN-γ erhöht [8], was die antientzündliche Wirkung dieses Therapieansatzes unterstreicht.

Aus den vorliegenden Untersuchungen ist daher zu folgern, dass Montelukast klinisch mindestens so wirksam wie Loratadin, offenbar aber weniger wirksam als ein intranasales GKS ist. Synergistische Effekte bei einer Kombinationstherapie aus einem Antihistaminikum und einem Leukotrienantagonisten, aber auch in Kombination mit einem topischen Glukokortikoid sind anzunehmen und in einzelnen Untersuchungen dokumentiert.

So ließ sich durch Kombination von Montelukast und Loratadin eine gegenüber den Einzelstoffen überlegene Wirkung auf die kombinierten nasalen Symptome und die Lebensqualität belegen. Entsprechend erreichte die Kombination aus 10 mg Montelukast und 10 mg Cetirizin täglich eine ähnliche Wirkung wie die intranasale Therapie mit Mometasonfuroat (200 μg täglich) [9]. Die Kombination aus Montelukast und Loratadin zeigte im Vergleich mit der intranasalen Behandlung durch Fluticasonpropionat (200 μg täglich) bei der saisonalen allergischen Rhinitis einen Vorteil für Fluticason nur hinsichtlich nächtlicher Beschwerden. Die Zunahme der epithelialen Eosinophilie der Nasenschleimhaut während der Pollensaison ließ sich im Vergleich zu Plazebo hingegen nur durch das topische Kortikosteroid signifikant senken.

Folglich ist davon auszugehen, dass die Kombination von Montelukast mit einem Antihistaminikum der Wirkung der Einzelsubstanzen überlegen ist und an die Wirkung nasaler GKS heranreicht. In einer entsprechend angelegten Untersuchung ließ sich bei 24 Patienten, die mit einer Kombination aus topischem GKS und Antihistaminikum nicht hinreichend therapiert waren, bei 16 (66,6 %) durch Zugabe von Montelukast ein Therapieerfolg erzielen [10].

Zur Verträglichkeit von Montelukast s. Abschnitt 5.2.2.1, S. 62.

**Weitere medikamentöse Behandlungsoptionen
bei allergischer Rhinitis**

Orale Dekongestiva werden bei allergischer Rhinitis in Deutschland selten verwendet, während intranasale Dekongestiva (α-Sympathomimetika) zu Therapiebeginn eine Ergänzung sein können, um eine starke nasale Obstruktion zu reduzieren und es anderen topischen Arzneimitteln zu ermöglichen, die Nasenschleimhaut zu erreichen. Sie besitzen allerdings ein erhebliches Missbrauchspotenzial. Weil sie nach längerer Anwendung zu Reboundschwellung und Rhinitis medicamentosa führen können, sollen sie nicht länger als 5 – 7 Tage eingesetzt werden.

5.2.2 Pharmakotherapie bei Asthma

Zu den Zielen einer erfolgreichen Asthmatherapie gehören:
- Kontrolle der Symptomatik, Vermeiden von Exazerbationen,
- Bewahren einer möglichst normalen Lungenfunktion, Vermeiden irreversibler Atemwegsobstruktion,
- normale Lebensqualität,
- normale Leistungsfähigkeit ohne Einbußen bezüglich Aktivitäten, einschließlich Sport, schulischer oder beruflicher Leistungen,
- Behandlung ohne Nebenwirkungen,
- Verhinderung von Asthmamortalität.

Diese Ziele sind heute mit einer adäquaten Therapie für die große Mehrzahl der Patienten erreichbar, nur bei sehr schwerem oder langfristig unzureichend therapiertem Asthma sind Einschränkungen zu erwarten.

5.2.2.1 Langzeittherapeutika (Controller)

Krankheitskontrolle und Krankheitsverlauf werden nur durch eine regelmäßige antientzündliche Dauertherapie günstig beeinflusst, was für eine rein symptomatische Behandlung nicht belegt ist. Als antientzündliche, vorbeugende (Controller-) Therapie gelten beim Asthma in erster Linie inhalative Glukokortikosteroide und neuerdings Antileukotriene. β_2-Agonisten, welche die glatte Bronchialmuskulatur relaxieren, wirken lediglich antiobstruktiv-symptomatisch.

Inhalative und systemische Glukokortikosteroide

Inhalative Kortikosteroide (IKS) (Beclometasondipropionat, Budesonid, Flunisolid, Fluticasonpropionat, Mometasonfuroat) sind die wichtigste Controller-Medikation bei allen Schweregraden des persistierenden Asthmas.

Ähnlich den intranasalen Kortikoiden bei allergischer Rhinitis üben sie vielfältige antiinflammatorische Wirkungen aus. Sie hemmen die Freisetzung proinflammatorischer Zytokine und reduzieren die entzündliche Infiltration der Bronchialschleimhaut.

Die Dauertherapie mit IKS bessert Lungenfunktion und Asthmasymptomatik und reduziert die Zahl und Dauer von Exazerbationen. Langfristige Therapie kann zu einer Besserung der bronchialen Hyperreagibilität führen. IKS haben beim Asthma keine akute Wirkung und sind zur Therapie des akuten Asthmaanfalls ungeeignet. Ihre Wirkung auf die Lungenfunktion erreicht erst nach ca. 7 bis 10 Tagen ihr Maximum, eine Besserung der bronchialen Hyperreagibilität kann selbst unter regelmäßiger Dauertherapie erst wesentlich später auftreten. IKS senken den Bedarf an weiteren Asthmamedikamenten. Sie sind die einzigen Medikamente, die mit einer Reduktion der Asthmamortalität assoziiert sind.

Obwohl IKS den Goldstandard in der antientzündlichen Asthmatherapie darstellen, bleiben sie ohne Einfluss auf die Bildung und Wirkung der Cysteinylleukotriene (CysLT), deren Bedeutung in der Pathogenese des Asthmas mittlerweile gut belegt ist: Entgegen früheren Annahmen können Glukokortikosteroide die Leukotriensynthese in vivo weder hemmen noch die Wirkung von Leukotrienen unterbinden. Entsprechend findet sich eine Reihe von Patienten, deren Asthma mit inhalativen Glukokortikosteroiden nur unzureichend kontrolliert ist. Verschiedene klinische Studien belegen, dass diese Wirklücke der GKS durch Kombinationstherapie mit Leukotrienantagonisten zumindest partiell geschlossen werden kann.

Inhalative Glukokortikosteroide werden als Pulver oder aus treibgasgetriebenen Kanistern inhaliert. Der Vorteil der Pulverdosieraerosole besteht darin, dass die erforderliche Koordination der Auslösung der Inhalation und der Inspiration entfällt. Die verfügbaren Dosieraerosole unterscheiden sich erheblich in der Handhabung und Anwendungsfreundlichkeit. Je nach System und der verwendeten Technik erreichen etwas unterschiedliche Mengen des inhalierten Kortikosteroids die Lunge, der größere Anteil verbleibt in Mund, Rachen und Kehlkopf bzw. gelangt in den Gastrointestinaltrakt. IKS können daher lokale Nebenwirkungen wie Soor, Heiserkeit (durch Myopathie der Stimmbänder) oder Husten verursachen. Pilzinfektionen treten bei niedriger IKS-Dosis in 3–5 % auf und lassen sich durch Mundhygiene, topische Antimykotika und gegebenenfalls durch eine Verringerung der Dosis in aller Regel kontrollieren. Heiserkeit ist relativ häufig, aber meist vorübergehend, die Stimme sollte eine Weile geschont werden. Einer Pilzinfektion lässt sich durch richtige Anwendung des IKS und durch anschließende Mundspülung oder Zähneputzen vorbeugen. Mit Pulverinhalatoren treten weniger lokale Nebenwirkungen als mit Dosieraerosolen auf. Die Verwendung eines Spacers (Vorschaltkammer) in Verbindung mit treibgasgesteuerten Dosieraerosolen vermindert die Häufigkeit lokaler Nebenwirkungen weiterhin.

Werden die Studien zur Sicherheit der IKS zusammenfassend beurteilt, zeigt sich, dass im Allgemeinen nur bei dauerhafter Anwendung hoher Dosierungen systemische Nebenwirkungen zu befürchten sind. Bei Kindern ist unter einer Dosierung von $\leq 800\,\mu g$ Budesonid keine

Wachstumsretardierung zu erwarten. Vielmehr zeigten sich Wachstum und Entwicklung direkt abhängig von der Kontrolle der Asthmasymptome, ohne dass ein hemmender Effekt der IKS bestand. Eine regelmäßige Kontrolle des Wachstums durch den Kinderarzt ist jedoch zu empfehlen [2].

Insbesondere Frauen können unter Therapie mit IKS unter einer verstärkten Neigung zu subkutanen Blutungen leiden, während Hautatrophie und eine klinisch relevante Suppression der Hypothalamus-Hypophysen-Nebennierenrinden-Achse und andere kortikosteroidassoziierte Nebenwirkungen wie Osteoporose klinisch nicht auffällig wurden und vor dem Hintergrund der deletären Wirkungen eines unzureichend therapierten Asthmas relativiert werden müssen.

Orale GKS kommen bei Asthma als Anstoßtherapie oder bei Exazerbationen mit deutlicher Verschlechterung der Lungenfunktion zum Einsatz. Einige Patienten mit sehr schwerem Asthma benötigen orale GKS zusätzlich zu IKS als Controller-Medikation. Dann ist auf Nebenwirkungen wie Osteoporose, Bluthochdruck, diabetische Stoffwechsellage, Hautatrophie mit leicht verletzlicher Haut, stammbetonte Gewichtszunahme, grünen oder grauen Star, Hemmung der körpereigenen Kortisolproduktion und Wachstumshemmung zu achten.

Bei systemischer Dauertherapie mit Glukokortikosteroiden ist eine medikamentöse Osteoporoseprophylaxe indiziert. Eine latente Tuberkulose kann unter systemischen und selten auch unter inhalativen Glukokortikosteroiden reaktivieren, weshalb eine klinische Überwachung und ggfl. eine Chemoprophylaxe indiziert sind.

Orale GKS sollen früh morgens eingenommen werden. Ob dies oder auch die Empfehlung, die Dosis nur jeden zweiten Tag zu nehmen, weniger Nebenwirkungen verursacht, ist unklar. Regelmäßige Kontrolle von Blutdruck, Blutzucker und der Augen werden empfohlen. Beim Absetzen der Dauertherapie mit oralen GKS kann es aufgrund einer möglicherweise supprimierten körpereigenen Kortisolproduktion zu einem Hypokortizismus kommen, weshalb die Reduktion langsam ausschleichend und unter Überwachung erfolgen muss.

Lang wirksame β_2-Agonisten (β_2-Sympathomimetika)

β_2-Agonisten wirken bronchodilatatorisch durch Stimulation der β_2-Rezeptoren der glatten Bronchialmuskulatur. Die inhalativen β_2-Agonisten Formoterol und Salmeterol wirken über 12 Stunden. Sie sind ohne Einfluss auf die bronchiale Entzündung und dürfen daher nur in Kombination mit Glukokortikosteroiden verwendet werden.

Mögliche Nebenwirkungen der β_2-Agonisten sind Tachykardie, Tremor, Palpitationen und Hypokaliämie. Gegenüber der bronchoprotektiven Wirkung (Verhinderung von Asthmaanfällen durch körperliche Anstrengung, unspezifische Atemwegsreize) entwickelt sich eine Toleranz, die als Kreuztoleranz auch kurz wirksame β_2-Agonisten betrifft. Neuere Untersuchungen belegen, dass der Einsatz von β_2-Agonisten mit einer schnell einsetzenden Tachyphylaxie einhergeht, bei der die Rezeptorendichte für β-Rezeptoren abnimmt (Downregulation). Daraus kann klinisch eine abnehmende Wirkung in der Langzeittherapie resultieren und die Wirkung von bedarfsweise verwendeten β_2-Agonisten reduziert werden. Ob dies für eine gesteigerte Asthmamorbidität und -mortalität verantwortlich ist, die neuere Studien aufwiesen, ist unklar. Dennoch wird auch seitens des *Bundesinstitutes für Arzneimittel und Medizinprodukte* (BfArM) darauf hingewiesen, dass die Therapie mit Salmeterol nur in Kombination mit GKS erfolgen und die Kortikosteroiddosis bei Behandlungsbeginn mit Salmeterol nicht reduziert werden darf [11]. Darüber hinaus legen neuere Metaanalysen nahe, dass die Indikation für eine Therapie mit β_2-Agonisten insbesondere bei kardiovaskulär vorbelasteten Patienten eng zu stellen ist.

Oral einzunehmende lang wirksame β_2-Agonisten (Präparate mit verzögerter Freisetzung von Formoterol und Salmeterol, Bambuterol) sind heute wegen ihrer noch ungünstigeren Wirkungs-/Nebenwirkungsrelation nur noch indiziert, wenn jegliche Inhalation unmöglich ist.

Leukotrien-Rezeptor-Antagonisten zur Behandlung des allergischen Asthmas

Doppelblinde, randomisierte, plazebokontrollierte Studien haben gezeigt, dass Montelukast signifikant Lungenfunktion und Asthmasymptomatik bei Erwachsenen und Jugendlichen, sowie Kindern im Alter von 2 bis 14 Jahren verbessert. Montelukast reduziert Asthmaexazerbationen, nächtliches Erwachen und Bedarf an β_2-Agonisten als Notfallmedikation [12,13]. Über die Blockade des $CysLT_1$-Rezeptors hinaus ließ sich zeigen, dass die Therapie mit Leukotrien-Rezeptor-Antagonisten zahlreiche Entzündungsparameter einschließlich der Eosinophilenzahl im peripheren Blut signifikant reduziert. Die Wirkung der Leukotrienantagonisten Montelukast und Zafirlukast auf die Verhinderung von Exazerbationen als Maß für die stabilisierende Wirkung beim Asthma ist derjenigen niedrig dosierter inhalativer Kortikosteroide vergleichbar; hingegen ist die Besserung der Lungenfuktion und der bronchialen Obstruktion durch IKS durchgehend geringgradig stärker.

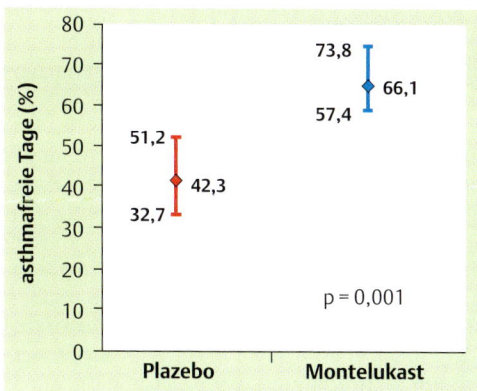

Abb. 5.**2** Medianer Anteil der asthmafreien Tage in Prozent (95%-Konfidenzintervall) während 16-wöchiger Behandlung mit inhalativem Budesonid plus einmal täglich Plazebo oder Montelukast bei Patienten mit leichtem bis mittelgradigem Asthma (modifiziert nach Vaquerizo et al. [15]).

Auch wenn frühe Metaanalysen dies zunächst nicht nachweisen konnten [14], bestätigen neuere Untersuchungen die klinische Beobachtung, dass die Kombination von IKS mit einem Leukotrien-Rezeptor-Antagonisten additive Wirkungen auf die Lungenfunktion, insbesondere aber auf den Verlauf eines Asthmas (Verhinderung von Exazerbationen) hat. So ließ sich in einer plazebokontrollierten, randomisierten, doppelblinden klinischen Langzeitstudie (CASIOPEA: **Ca**pacidad de **Si**ngulair **O**ral en la **P**revención de **E**xacerbaciónes **A**smaticas) an 639 Erwachsenen mit Asthma in der Kombination mit inhalativen Kortikosteroiden für Montelukast zeigen, dass sich die Patienten hinsichtlich Exazerbationen, symptomfreien Tagen, nächtlichem Erwachen und Gebrauch an β_2-Sympathomimetika signifikant besserten (Abb. 5.**2**) [15]. Darüber hinaus ergab eine weitere Studie an 889 symptomatischen Patienten (COMPACT: **C**linical **O**utcomes with **M**ontelukast as a **P**artner **A**gent to **C**orticosteroid **T**herapy) nach 16 Wochen, dass die Wirkung der Kombination von 800 µg Budesonid und 10 mg Montelukast der Verdoppelung der Budesoniddosis auf 1600 µg vergleichbar ist, aber schneller einsetzt [16]. Beim Versuch, durch Gabe von Montelukast inhalative Kortikosteroide zu reduzieren, ließ sich unter Montelukast die Steroiddosis im Mittel um 47%, unter Plazebo um 30% verringern (p = 0,046).

Ob bestimmte Patienten von einer Behandlung mit Leukotrien-Rezeptor-Antagonisten mehr als andere profitieren, ist unklar. Wissenschaftliche Evidenz fehlt, auch wenn genetische Unterschiede in den Enzymen der Leukotrien-Biosynthese festgestellt wurden. Klinisch ließen sich diese Ergebnisse bislang nicht bestätigen, so dass das individuell unterschiedliche Ansprechen in der Heterogenität der Krankheitsentität Asthma und den derzeit noch unvollkommenen Möglichkeiten liegen mag, verschiedene Asthmaphänotypen und deren Differenzialdiagnosen zu definieren und zu diagnostizieren.

Vorteil der systemisch verabreichten Leukotrien-Rezeptor-Antagonisten ist ihre potenzielle Wirkung an kleinen und kleinsten Atemwegen, die per inhalationem nicht erreicht wird. Kleine Bronchien, Bronchiolen und Alveolen sind nach neueren Erkenntnissen wesentlich an der Atemwegsobstruktion und Asthmasymptomatik beteiligt. Herkömmliche Parameter der Lungenfunktion erfassen diese Asthmakomponente nicht oder nur unzureichend. An kleinen isolierten humanen Bronchien üben die CysLT eine z.T. 30fach stärkere bronchokonstriktorische Wirkung aus als an größeren Bronchien. Diese Wirkungen werden über den $CysLT_1$-Rezeptor vermittelt und lassen sich effektiv durch Montelukast inhibieren.

Das Wirkungs-/Nebenwirkungsverhältnis von Montelukast ist unter den Asthmamedikamenten hervorragend, weil spezifische Nebenwirkungen fehlen und Nebenwirkungen in Studien bislang nicht häufiger als unter Plazebo auftraten [17].

Eine weitere Domäne der Leukotrien-Rezeptor-Antagonisten ist ihre protektive Wirkung gegenüber anstrengungsinduzierter Bronchokonstriktion. Die vorbeugende Wirkung dieser Substanzen unterliegt im Gegensatz zu β_2-Agonisten keiner Tachyphylaxie und hält bis zu 24 Stunden an.

Theophyllin

Das oral einzunehmende Methylxanthin Theophyllin ist ein Phosphodiesterase-Hemmstoff und wirkt dosisabhängig bronchodilatatorisch. Präparate mit verzögerter Wirkstofffreisetzung finden als Asthma-Controller Anwendung. Theophyllin ist weniger wirksam als lang wirksame β_2-Agonisten und kann Übelkeit, Erbrechen, Kopfschmerzen und Hypotonie hervorrufen; bei höherer Dosierung führt es zu innerer Unruhe, Schlaflosigkeit, Krampfanfällen, Tachykardie und Herzrhythmusstörungen bis zum plötzlichen Herztod. Da Theophyllin interindividuell sehr variabel metabolisiert wird, ist bei höherem Alter, bei Rauchern mit einem erhöhten Metabolismus, bei Lebererkrankungen, Schwangerschaft, Herzinsuffizienz und bei fieberhaften Infektionen eine engmaschige Überwachung und eine Dosisanpassung erforderlich. Cimetidin, einige Chinolone und Makrolide können die Serumkonzentration erhöhen. Aus diesem Grund ist bei Theophyllin-Gabe der Blutspiegel regelmäßig zu überwachen. Wirksame und im Allgemeinen sichere Serumkonzentrationen für Theophyllin liegen zwischen 5 und 15 µg/ml (28 – 85 µM). Zu Beginn einer Therapie mit Theophyllin und später in regelmäßigen Abständen, insbesondere bei Verdacht auf Nebenwirkungen, sollte daher die Serumkonzentration streng kontrolliert werden. Theophyllin sollte man langsam einschleichend dosieren, um Nebenwirkungen zu vermeiden.

Aufgrund der geringen therapeutischen Breite bei vergleichsweise geringer Wirkung spielt Theophyllin in Deutschland als Asthma-Controller eine rückläufige Rolle.

Cromone

Die inhalativ anzuwendenden Cromone sind allenfalls schwach wirksam. Sie können bedarfsweise vor einer erwarteten Allergenbelastung oder körperlicher Anstrengung eingesetzt werden. In Anbetracht ihrer mäßigen Wirksamkeit und ihrer im Vergleich zu Leukotrienantagonisten geringen antiinflammatorischen Aktivität sowie der häufig erforderlichen Einnahme (4 × täglich) rücken sie jedoch trotz ihrer guten Verträglichkeit (seltene Nebenwirkung: Husten) immer mehr in den Hintergrund.

5.2.2.2 Bedarfsmedikamente (Reliever)

Symptomatische, bedarfsweise Asthmatherapeutika („Reliever") sollen schnell bronchodilatatorisch wirken und akute Beschwerden lindern. Da sie die zugrunde liegende Entzündung unbeeinflusst lassen oder gar verstärken, dürfen sie nicht alleine eingesetzt werden. Aufgrund ihrer starken bronchodilatatorischen Wirkung sollte jedoch jeder Asthmatiker zur effektiven Therapie plötzlich einsetzender Beschwerden ein Dosieraerosol mit kurz wirksamen β_2-Agonisten mit sich führen.

Kurz wirksame β_2-Agonisten (β_2-Sympathomimetika)

Die Wirkung der inhalativen, kurz wirksamen β_2-Agonisten (Fenoterol, Pirbuterol, Salbutamol, Terbutalin) setzt nach wenigen Minuten ein und hält bis zu sechs Stunden an. Ihre Indikation besteht in der akuten Therapie plötzlich einsetzender Atemwegsobstruktion, z.B. bei unvorhergesehenem Allergenkontakt oder Exposition gegenüber unspezifischen Atemwegsreizen. Verlieren kurz wirksame β_2-Agonisten intraindividuell an Wirksamkeit oder müssen sie täglich mehrmals angewendet werden, gilt das als wichtiges Zeichen einer unzureichenden antientzündlichen Langzeittherapie. Wahl und Dosierung der vorbeugenden antiasthmatischen Therapie (Controller) gilt es dann zu überprüfen (vgl. Abschnitt 5.3, S. 57) oder auch kurzfristig durch orale Glukokortikosteroide zu ergänzen.

Kurz wirksame β_2-Agonisten können bei anstrengungsinduzierter Bronchokonstriktion auch vorbeugend vor körperlicher Belastung angewendet werden. Der lang wirksame β_2-Agonist Formoterol hat ebenfalls einen schnellen Wirkungseintritt und ist bei bedarfsweiser Anwendung mindestens so gut wie Terbutalin.

Die Nebenwirkungen der kurz wirksamen β_2-Agonisten entsprechen denen der lang wirksamen. Es gibt keine gesicherten Hinweise dafür, dass lang wirksame β_2-Agonisten ein geringeres Nebenwirkungspotenzial als die kurz wirksamen Vertreter dieser Klasse haben.

Anticholinergika

Die Anticholinergika Ipratropiumbromid und Oxitropiumbromid senken den Tonus des Parasympathikus und können bei einigen Patienten mit Asthma bronchodilatatorisch wirken. Allerdings ist der Wirkungseintritt gegenüber β_2-Agonisten deutlich verzögert und setzt erst nach 30–60 Minuten ein, und das Ausmaß der Bronchodilatation ist im Mittel geringer. Die Inhalation von Anticholinergika ist bis auf gelegentliche Mundtrockenheit gut verträglich. Dennoch sind Anticholinergika in der Asthmatherapie Medikamente der zweiten Wahl.

Status asthmaticus

Bei der ambulanten Behandlung des akuten Asthmaanfalls gilt es die Langzeittherapie und die Medikamente, die im Rahmen des Anfalls bereits genommen wurden, zu eruieren. Neben der Gabe von Sauerstoff sind weitere Hübe eines kurz wirksamen β_2-Agonisten zu verabreichen, gefolgt von systemischen, vorzugsweise intravenösen Glukokortikosteroiden (z. B. 50–100 mg Prednisolonäquivalent), ggf. gefolgt von Theophyllin i.v. oder oral als Trinkampulle (200 mg Lösung, cave: Vormedikation!). Tritt keine Besserung ein, sollte der Patient mit dem Notarztwagen in ein Krankenhaus eingewiesen werden. Fehlende Atemgeräusche bei Auskultation (silent chest), Bradykardie, Hypotonie, sehr flache Atmung, Zyanose, Erschöpfung, Verwirrtheit oder Bewusstseinsverlust sind prognostisch ungünstige Zeichen und sollten auf eine drohende kardiopulmonale Reanimation vorbereiten [18].

Die Therapieschritte beim schweren, akuten Asthmaanfall umfassen:

1. Sauerstoff per Nasensonde,
2. β_2-Agonisten per inhalationem, ggf. mithilfe einer Inhalierhilfe,

3. Glukokortikosteroide i.v., z.B. 40–80 mg Methylprednisolon mit nachfolgender Dosierung von 20–40 mg alle 2 Stunden bis zu einer deutlichen klinischen Besserung,
4. Theophyllin 200 mg i.v. nach Abklärung zuvor erfolgter Theophyllin-Therapie,
5. Ketamine,
6. Inhalationsanästhetika.

Stufe 5 und 6 müssen unter intensivmedizinischer Überwachung und Beatmungsbereitschaft erfolgen.

5.3 Asthma-Stufentherapie

Internationale und nationale Asthmaleitlinien teilen Asthma in vier Schweregrade von intermittierend über leicht und mittelgradig bis hin zu schwer persistierend ein. Kriterien zu dieser Einteilung sind neben der Häufigkeit der Beschwerden tagsüber die Häufigkeit nächtlicher Asthmabeschwerden, die Lungenfunktion und der Bedarf an kurz wirksamen β_2-Agonisten, sowie nach neueren Therapieempfehlungen auch die aktuelle Therapiestufe (s. Abschnitt 4.4, Tab. 4.**6** und 4.7).

Bei persistierenden Beschwerden werden IKS als vorbeugende Therapie der ersten Wahl empfohlen. Sie sollen zunächst mit kurz wirksamen β_2-Agonisten zur Therapie akuter Anfälle kombiniert werden.

Die aktuell überarbeiteten Leitlinien der *Global Initiative for Asthma* (GINA)/WHO sind in Tab. 5.**3** wiedergegeben [19]. Zu Äquivalenzdosen von IKS (niedrige, mittlere, hohe Dosierung) siehe Tab. 5.**4**.

Diese Leitlinien tragen der klinischen Erfahrung Rechnung, dass die Kombinationstherapie verschiedener Wirkstoffklassen der unbalancierten, hochdosierten Monotherapie mit z.B. IKS vorzuziehen ist, was verschiedene Studien der letzten Jahre untermauern konnten. Entsprechend empfehlen die GINA-Leitlinien bei mittelschwerem Asthma zunächst die Kombination lang wirksamer β_2-Agonisten (LABA) mit IKS [19]. Im Vergleich zur Kombination von IKS mit Montelukast ließen sich für diese Kombinationen geringfügig bessere Ergebnisse für Lungenfunktion und Asthmasymptome zeigen, während die Zahl der mittelgradigen und schweren Exazerbationen bei beiden Kombinationen vergleichbar war. Diese Ergebnisse wurden kürzlich bestätigt (IMPACT-Studie **I**nvestigation of **M**ontelukast as a **P**artner **A**gent for **C**omplementary **T**herapy). Hier ließ sich bei ca. 1500 Patienten über ein Jahr zeigen, dass Montelukast bzw. Salbutamol in Kombination mit niedrig dosiertem Fluticason (200 µg tgl.) Asthmaexazerbationen gleichwertig ver-

Tabelle 5.3 Stufenplan der Asthmatherapie für Erwachsene und Kinder ab 5 Jahren, modifiziert nach den GINA/WHO-Leitlinien [19]

Stufe	bevorzugte tägliche vorbeugende (Controller) Medikation	andere Optionen
Stufe 1: intermittierendes Asthma	keine notwendig	
Stufe 2: leichtes persistierendes Asthma	niedrig dosiertes IKS	Montelukast Theophyllin Cromon
Stufe 3: mittelgradiges persistierendes Asthma	niedrig bis mittel dosiertes IKS + lang wirksamer β_2-Agonist	mittel dosiertes IKS + Montelukast mittel dosiertes IKS + Theophyllin hoch dosiertes IKS
Stufe 4: schweres persistierendes Asthma	hoch dosiertes IKS + lang wirksamer β_2-Agonist + evtl. eine oder mehrere der folgenden Optionen: Montelukast Theophyllin orales GKS	
Bei Bedarf auf allen Stufen: bevorzugt kurz wirksamer β_2-Agonist		

Theophyllin: Präparate mit verzögerter Wirkstofffreisetzung, β_2-Agonisten: Inhalative Präparate, orale β_2-Agonisten wurden aufgrund ihrer in Deutschland geringen Bedeutung hier ausgelassen. Da in Deutschland lediglich Montelukast als Antileukotrien erhältlich ist, wurde „leukotriene modifier" (GINA) durch Montelukast ersetzt. IKS: Inhalatives Kortikosteroid, GKS: Glukokortikosteroid

hinderten, Montelukast jedoch zusätzlich die Zahl der Eosinophilen im Blut und im induzierten Sputum senkte [20].

Die Therapie eines neu diagnostizierten Asthmas soll auf dem Niveau des aktuellen Schweregrads begonnen werden. Da es sich hierbei jedoch um Empfehlungen zur Dauertherapie handelt, kann eine möglichst schnelle Asthmakontrolle durch Therapie analog der nächst höheren Stufe erzielt werden. Auf jeder Stufe können zu Behandlungsbeginn oder bei Verschlechterungen orale GKS kurzzeitig gegeben werden. Der Therapieerfolg ist eng zu überwachen. Bei unzureichendem Ansprechen sollte rasch auf eine höhere Stufe gewechselt werden. Nach ca. drei Monaten empfiehlt es sich, bei guter Asthmakontrolle (weitest-

Tabelle 5.**4** Äquivalente tägliche Dosisbereiche inhalativer Kortikosteroide (IKS). Je nach Treibmittel und Applikationssystem können die täglich zu verabreichenden äquivalenten Wirkstoffmengen variieren

Tägliche Äquivalenzdosen für IKS [µg]

IKS	niedrig dosiert		mittel dosiert		hoch dosiert	
	Erwachsene	Kinder	Erwachsene	Kinder	Erwachsene	Kinder
Beclometason-FCKW	200 – 500	100 – 250	500 – 1000	250 – 500	> 1000	> 500
Beclometason-HFA	100 – 250	50 – 200	250 – 500	200 – 400	> 500	> 400
Budesonid-DPI	200 – 600	100 – 200	600 – 1000	200 – 600	> 1000	> 600
Flunisolid	500 – 1000	500 – 750	1000 – 2000	750 – 1250	> 2000	> 1250
Fluticason	100 – 250	100 – 200	250 – 500	200 – 400	> 500	> 400
Mometasonfuroat	200 – 400		400 – 800		> 800	
Triamcinolonacetonid	400 – 1000	400 – 800	1000 – 2000	800 – 1200	> 2000	> 1200

FCKW: Fluorchlorkohlenwasserstoffe, HFA: Hydrofluoralkane, DPI: Dry Powder Inhaler (Pulverinhalator)

gehender Beschwerdefreiheit) die Intensität der Behandlung analog der nächst tieferen Stufe fortzusetzen.

Saisonales Asthma sollte trotz oft erheblicher Schwankungen in der Symptomatik wie ein persistierendes Asthma behandelt werden. Es empfiehlt sich, die Therapie kurz vor der Saison zu beginnen und über das Ende der Saison hinaus fortzusetzen.

5.4   Asthma: Patientenschulung und ambulante Therapie von Exazerbationen

Wie bei allen chronischen Erkrankungen kann der Erfolg einer medikamentösen Therapie durch entsprechende Schulung des Patienten optimiert und langfristig gesichert werden.

Die Ziele der Asthmaschulung, die der primär therapierende Arzt einleiten sollte, umfassen

- Verständnis für die Erkrankung aufzubauen,
- dem Patienten seinen individuellen Behandlungsplan zu vermitteln,
- die Compliance zu sichern,
- sowie die Betroffenen in die Lage zu versetzen, auf schleichende und akute Asthmaexazerbationen in einer mit dem Arzt abgesprochenen Weise angemessen zu reagieren.

Zahlreiche Untersuchungen zeigen, dass Patientenschulungsprogramme das Asthmamanagement verbessern. Da insbesondere Patienten mit schwerem Asthma eine unzureichende Selbstwahrnehmung ihrer bronchialen Obstruktion aufweisen, wird der Selbstkontrolle durch Peak Exspiratory Flow (PEF)-Messungen entscheidende Bedeutung beigemessen (vgl. Abschnitt 4.4). Durch tägliche Messungen des PEF-Wertes lassen sich Veränderungen und ein drohender Verlust der Kontrolle über das Asthma frühzeitig erkennen.

Patienten benötigen einen schriftlich niedergelegten Behandlungsplan, der es ihnen erlaubt, innerhalb vorgegebener Grenzen auf Verschlechterungen der Lungenfunktion mit einer Anpassung ihrer Arzneimitteltherapie zu reagieren oder rechtzeitig ärztliche Hilfe zu suchen. Über einen längeren Zeitraum betrachtet, können kontinuierlich gemessene PEF-Werte Entscheidungshilfen in der Dosierung der Dauertherapie geben.

Zumindest vorübergehend sollte der PEF nach der Erstdiagnose und Therapiebeginn, bei Änderungen des Therapieregimes, zur Identifizierung von Asthmaauslösern und im Rahmen von Exazerbationen gemessen werden. Bei Patienten mit persistierendem, insbesondere schwerem Asthma können regelmäßige PEF-Messungen zu einer Verbesserung des Managements beitragen.

Der PEF wird am besten morgens und abends, vorzugsweise vor und nach Inhalation von β_2-Agonisten gemessen und die Werte in ein Asthmatagebuch eingetragen. Als Referenz dient der persönliche Bestwert aus einer Phase guter Asthmakontrolle. Neben der Angabe des PEF in Prozent des persönlichen Bestwertes sind zirkadiane PEF-Variabilität und die Prä- und Post-Bronchodilatator-Werte zur Einschätzung der Asthmakontrolle hilfreich. Entsprechend den PEF-Werten wird nach dem so genannte „Ampelschema" die Asthmakontrolle einer bestimmten Interventionsstufe zugeordnet, die individuell erstellte schriftliche Anweisungen zur Therapieanpassung beinhaltet. Ein allgemeines Schema ist in Abb. 5.**3** wiedergegeben. Rutscht der Patient z. B. aus der grünen in die gelbe Zone, ist eine Verschlechterung der Asthmakontrolle anzunehmen. Alle Patienten müssen Anweisungen für den Fall schwerer, akuter Asthmaanfälle erhalten (s. z. B. Tab. 5.**5**).

5.5 Pharmakotherapie von Patienten mit Asthma und allergischer Rhinitis

Verschiedene Beobachtungen legen nahe, dass bei Patienten mit Asthma und allergischer Rhinitis die nasale Entzündung zur Asthmasymptomatik und -morbidität beiträgt. Therapie der Rhinitis mit intranasalen Glukokortikosteroiden kann leichte bis mäßiggradige Asthmabeschwerden und bronchiale Hyperreagibilität bessern, während orale Antihistaminika allenfalls geringe Effekte auf begleitendes saisonales Asthma aufweisen. In retrospektiven Studien senken intranasale Kortikosteroide zur Behandlung einer allergischen Rhinitis das Risiko einer Asthma-Notfallbehandlung signifikant.

Diese Erkenntnis haben sich auch die kürzlich veröffentlichen *Allergic Rhinitis and its Impact on Asthma (ARIA)*-Leitlinien zu eigen gemacht, die fordern, bei der Diagnose einer allergischen Rhinitis die Therapie der oberen und unteren Atemwege im Hinblick auf Wirkung und Nebenwirkungen unter Berücksichtigung der *Global Initiative for Asthma* (GINA)-Leitlinien zu kombinieren [3]. Hier kann der Einsatz systemischer Medikamente mit Wirkung auf Asthma *und* Rhinitis die Zahl der verwendeten Substanzen und Anwendungen/Einnahmen niedrig halten und die Compliance bessern. Im Gegensatz zu Antihistaminika kommen hier Antileukotriene als Therapieoption in Betracht, die darüber hinaus die Zahl der Eosinophilen im peripheren Blut reduzieren und damit eine systemische antientzündliche Wirkung besitzen.

	PEF	PEF-Variabilität	Beschwerden	Maßnahmen Patient/Arzt
grüner Bereich: gute Asthmakontrolle	>80%	<20%	Asthma unter Kontrolle: Kaum Beschwerden. Kein nächtliches Asthma. Keine Beeinträchtigung.	Bisherige Therapie beibehalten, nach 3 Monaten im grünen Bereich evtl. niedrigere Therapiestufe.
gelber Bereich: Vorsicht!	60–80%	20–30%	Häufige Beschwerden. Oft nächtliches Asthma. Häufiger Gebrauch von β_2-Agonisten.	Medikation nach Behandlungsplan. Behandelnden Arzt kontaktieren. Häufige Werte in gelber Zone deuten auf schlechte Asthma-Kontrolle, Therapieplan überdenken.
roter Bereich: Alarm! Notfall!	.60%	20–30%	Andauernde Beschwerden in Ruhe. Starke körperliche Beeinträchtigung durch das Asthma. β_2-Agonisten evtl. unwirksam.	Medikation nach Behandlungsplan; Übergang in gelbe Zone oder Notfall: Unverzüglich ärztliche Hilfe suchen. Schlechte Asthmakontrolle, Therapieplan überdenken.

Abb. 5.**3**   Allgemeine Version des Ampelschemas, das für jeden Patienten individuelle Anweisungen entsprechend seinem Therapieregime und Asthmaschweregrad enthalten sollte. PEF: Peak Exspiratory Flow, angegeben in % des persönlichen Bestwertes.

Bei Patienten mit leichtem persistierendem Asthma und saisonaler allergischer Rhinitis konnte die Behandlung mit 10 mg Montelukast im Vergleich zu einer Therapie aus 200 µg Budesonid intranasal und 400 µg Budesonid inhalativ täglich während der Baum- und Gräserpollensaison zu einer vergleichbaren Senkung der bronchialen Hyperreagibilität, der rhinitischen Beschwerden und der Bildung von Stickstoffmonoxid (NO) führen [21]. In einer Subgruppenanalyse der COMPACT-Studie

Tabelle 5.**5**   Beispiel einer Handlungsanweisung für Patienten in einem akuten Asthmaanfall

Was tun bei einem akuten Asthmaanfall?
- Versuchen Sie auch in einem Asthmaanfall noch den PEF-Wert zu bestimmen.
- Inhalieren Sie Ihren kurz wirksamen β_2-Agonisten (bis zu 3 × pro Stunde) und messen Sie nach ca. 3 Stunden erneut.
- Sind die Beschwerden ausgestanden und der PEF wieder im grünen Bereich (> 80 %), können Sie zur Vorsicht weiterhin Ihren β_2-Agonisten im Abstand von 3 bis 4 Stunden benutzen. Auf jeden Fall sollten Sie spätestens am nächsten Tag Ihren Arzt konsultieren.
- Geht es Ihnen zwar besser und Sie haben den PEF-Wert der gelben Zone (> 60 %), nicht aber den grünen Bereich erreicht, können Sie mit dem β_2-Agonisten fortfahren und eine Kortikoidtablette nehmen. Sie sollten noch am gleichen Tage einen Arzt zu Rate ziehen.
- Spüren Sie keine Verbesserung und erreichen Sie nicht den PEF der gelben Zone, handelt es sich um einen echten **Notfall** und Sie sollten ärztliche Hilfe in Anspruch nehmen. Scheuen Sie sich nicht, einen Krankenwagen zu rufen! Bis zu dessen Eintreffen können Sie erneut ohne Bedenken Ihr schnell wirkendes Notfallspray benutzen, wenn nötig mehrere Sprühstöße direkt hintereinander und im Abstand von ca. 10 – 20 Minuten wiederholt.

Im Falle besonders schwerer Asthmaanfälle dürfen Sie nicht zögern und müssen sofort einen Krankenwagen rufen (lassen), ohne zuvor den Erfolg Ihres Bedarfssprays abzuwarten.

Bei sehr schweren Asthmaanfällen
- bekommen Sie schon in Ruhe fast keine Luft mehr,
- können Sie nur noch mit Mühe und bruchstückhaft sprechen,
- haben Sie panikartige Angst oder Sie fühlen sich sogar verwirrt und benommen.
- atmen Sie viel zu schnell und Ihr Herz rast,
- liegt Ihr PEF eventuell sogar unter 40 %.

besserte sich bei Patienten mit Asthma *und* allergischer Rhinitis der morgendliche PEF unter Montelukast und Budesonid (800 µg/d) signifikant stärker als unter einer doppelt so hohen Dosis Budesonid (1600 µg/d) (Abb. 5.**4 a**). Dieses Ergebnis war vor allem bei solchen Patienten nachweisbar, deren allergische Rhinitis zuvor schon therapiert wurde ($p < 0{,}02$) (Abb. 5.**4 b**) [22]. Die Effekte der Therapie mit Leukotrien-Rezeptor-Antagonisten auf die Lungenfunktion scheinen damit um so ausgeprägter, je schwerer die begleitenden Rhinitisbeschwerden sind.

Bei Patienten mit chronischer Rhinosinusitis, die Montelukast zusätzlich zur schon bestehenden Therapie erhielten, besserten sich im

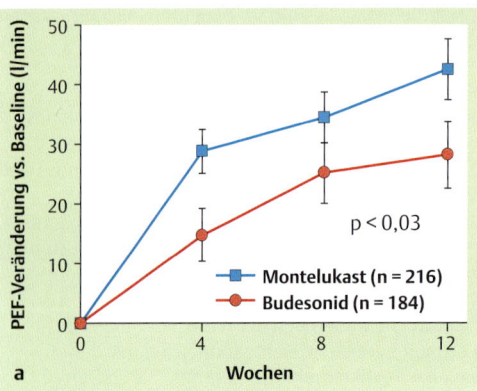

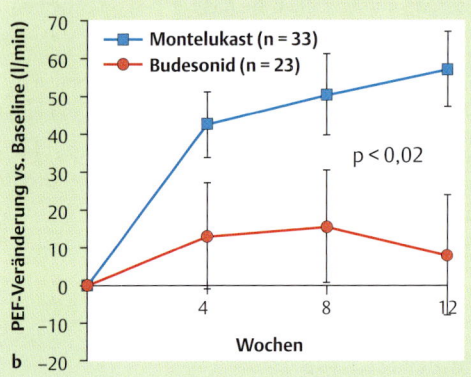

Abb. 5.**4a,b** **a** Bei mit einer Kombination aus Budesonid und Montelukast behandelten Patienten mit Asthma und allergischer Rhinitis verbesserte sich in der COMPACT-Studie der morgendliche PEF signifikant stärker als bei mit der doppelten Ausgangsdosis Budesonid behandelten Patienten. **b** Noch deutlicher war der Unterschied zugunsten von Montelukast bei Analyse der Patienten mit Asthma und allergischer Rhinitis, die ihre Rhinitisbeschwerden medikamentös behandelten.

Beobachtungszeitraum von 14 Wochen Kopfschmerzen, Nasenlaufen, Nasenverstopfung und der Aktivitätsscore. Bei den Patienten, die zudem Asthma hatten, besserte sich auch der PEF signifikant [23].

Bei Patienten mit SAR und Asthma mit saisonaler Exazerbation verbesserte die Therapie mit Montelukast die Beschwerden der allergischen Rhinitis und der Konjunktivitis unabhängig davon, ob die Patienten inhalative Kortikosteroide oder lang wirksame β_2-Agonisten erhielten. Interessanterweise korrelierte die empfundene Verbesserung der Rhinitis mit der Beurteilung des Asthmas. Zudem sank unter Montelukast der Verbrauch an kurz wirksamen β_2-Agonisten [24]. Die Effekte der Therapie mit Leukotrien-Rezeptor-Antagonisten scheinen damit

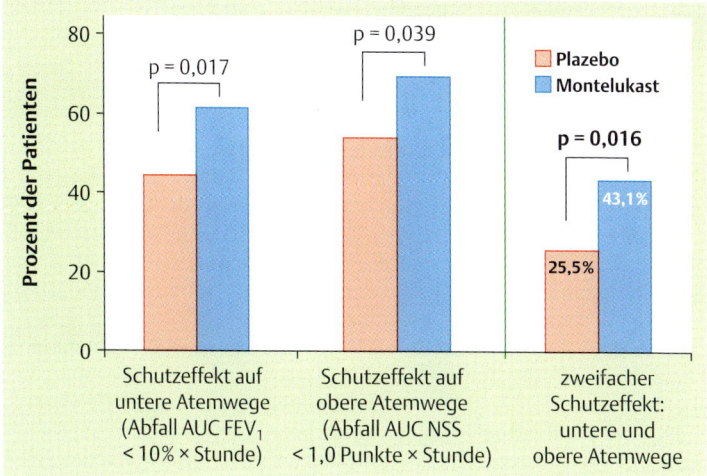

Abb. 5.5 Montelukast hatte in einer Studie mit Katzenallergenprovokation bei signifikant mehr Patienten einen Schutzeffekt auf die oberen, die unteren sowie die oberen und unteren Atemwege zusammen als Plazebo. AUC: Area Under the Curve, FEV_1: Forcierte Einsekundenkapazität, NSS: Nasaler Symptomscore (nach Perry et al. [25]).

um so ausgeprägter, je schwerer die begleitenden Asthmabeschwerden sind.

Nach einer Allergenprovokation bei Patienten mit Katzenallergen-Sensibilisierung war unter protektiver Therapie mit Montelukast nicht nur der FEV_1-Abfall im Vergleich zu Plazebo geringer, sondern auch die nasalen Beschwerden waren weniger ausgeprägt (Abb. 5.5) [25].

Diese Studien unterstreichen die klinische Bedeutung der Leukotriene in der Pathogenese von allergischer Rhinitis und allergischem Asthma und zeigen, dass Patienten mit beiden Manifestationen der Atemwegserkrankung von einer systemischen Therapie profitieren können.

5.6 Pharmakotherapie von Asthma und Rhinitis in Schwangerschaft und Kindesalter

5.6.1 Schwangerschaft

Allergische Rhinitis und allergisches Asthma bessern sich bei einem Drittel der Patientinnen während der Schwangerschaft, bei ca. einem weiteren Drittel verschlechtern sich die Beschwerden. Eine hormonell bedingte Schwellung und Hyperämie der Schleimhaut während der Schwangerschaft, die sich überwiegend durch nasale Obstruktion äußert und nach der Entbindung wieder abklingt (Rhinitis gravidarum), kann die Beschwerden komplizieren.

Eine gute Asthmakontrolle während der Schwangerschaft hat wesentliche Bedeutung für die Entwicklung des Kindes. Unzureichend behandeltes Asthma ist mit Frühgeburtlichkeit, niedrigem Geburtsgewicht und erhöhter perinataler Mortalität verbunden. Als wesentlicher Risikofaktor wird aufgrund der limitierten Sauerstoffreserven des Feten der Sauerstoffmangel bei unkontrolliertem Asthma angesehen. Exazerbationen müssen daher vermieden und gegebenenfalls konsequent behandelt werden. Insbesondere inhalative aber auch systemische Glukokortikosteroide gelten in der Schwangerschaft als sicher. Auch wenn für die übrigen Antiasthmatika fruchtschädigende Wirkungen nicht bekannt sind, sollte ihr Einsatz vorzugsweise zunächst inhalativ erfolgen. Keines der erwähnten Asthmamedikamente ist in der Schwangerschaft ausdrücklich kontraindiziert. Auch wenn für Montelukast tierexperimentell keine Mutagenität oder Teratogenität nachweisbar war, sollte die Indikation in der Schwangerschaft aufgrund der geringen Erfahrung aber sehr streng gestellt werden. Ähnliches gilt, wenn auch in abgeschwächter Form, für Theophyllin. Gegebenenfalls kann während einer Schwangerschaft zur Exazerbationsprophylaxe und zur Meidung hochdosierter symptomatischer Therapie die Dauertherapie mit inhalativen und auch systemischen Glukokortikoiden gesteigert werden, wobei bei letzterer Gewichtszunahme, Blutdruck und Blutzucker engmaschig zu überwachen sind.

Die Asthmatherapie während der Schwangerschaft erfolgt sinnvollerweise als interdisziplinäre Betreuung, um eine eingehende Beratung, engmaschige Überwachung und regelmäßige Einnahme der Kontrollmedikamente unter konsequenter PEF-Messung zu gewährleisten. Unter diesen Voraussetzungen ist die Prognose einer Schwangerschaft trotz eines Asthmas der Mutter heute derjenigen einer nicht asthmatischen Schwangeren gleichzusetzen.

Auch in der Therapie der allergischen Rhinitis sind topische Arzneimittel, insbesondere topische GKS und Cromone, während der Schwangerschaft zu bevorzugen. Auf α-Sympathomimetika und orale Antihistaminika sollte aus Mangel an Erfahrung verzichtet werden. Einige Antihistaminika sind während des ersten Trimenon oder der gesamten Gravidität kontraindiziert. Auch während der Stillzeit sind topische Präparate zu bevorzugen.

5.6.2 Die Behandlung von Kindern

Der Stufenplan der Asthmatherapie für Kinder über fünf Jahre entspricht in weiten Aspekten dem für Erwachsene. Gerade bei Kindern ließ sich zeigen, dass eine früh gestellte Diagnose und danach rasch eingeleitete Therapie mit einer besseren Prognose einhergeht. Deshalb ist auch bei kleinen Kinder eine effektive Asthmatherapie im Hinblick auf die Symptomatik, aber auch zur Vermeidung einer Chronifizierung wichtig. Die Einteilung in Schweregrade orientiert sich bei Kleinkindern stärker an der Krankengeschichte und am Beschwerdebild als bei Erwachsenen, da bei kleinen Kindern eine valide Lungenfunktion nur unzuverlässig zu bestimmen ist. Darüber hinaus weist die Stufentherapie viele Gemeinsamkeiten mit der für ältere Kinder und Erwachsene auf (Tab. 5.**6**) [19]. Die altersentsprechenden Dosierungen der Medikamente sind zu beachten. Orale Medikamente bieten bei kleinen Kindern, die oft nicht selbstständig inhalieren können, wichtige Alternativen. An Stelle inhalativer Steroide kann in dieser Altergruppe Montelukast ab sechs Monaten in geeigneten Präparaten zur einmal täglichen oralen Einnahme eingesetzt werden.

Um eine effektive Inhalation zu gewährleisten, sollten Kinder Dosieraerosole mit Inhalierhilfe oder Pulver-Dosieraerosole benutzen. Bei sehr kleinen Kindern können Vernebler die einzige effektive Möglichkeit zur Inhalation sein.

Auch die Behandlung der allergischen Rhinitis ist bei Kindern nicht grundsätzlich anders als bei Erwachsenen. Kinder unter zwei Jahren erhalten in der Regel noch keine Medikamente gegen die allergische Rhinitis. Allergenkarenz und ggf. Nasensprays auf Salzwasserbasis stehen hier im Vordergrund. Die allergische Rhinitis ist in dieser Altersgruppe eher selten. Für Kinder im Alter von zwei bis vier Jahren stehen Antihistaminika und Cromone zur Verfügung. Kinder über vier Jahre können intranasale GKS verwenden, vorzugsweise mit einem der moderneren Präparate (vgl. 5.2.1). Systemische GKS sollten in der Therapie der allergischen Rhinitis bei Kindern vermieden werden. Insbesondere Depot-Injektionen sind als obsolet zu bezeichnen.

Tabelle 5.**6**   Stufenplan der Asthmatherapie für Kinder unter 5 Jahren, modifiziert nach den GINA/WHO-Leitlinien [19]

Stufe	bevorzugte tägliche Controller-Medikation	andere Optionen
Stufe 1: intermittierendes Asthma	keine notwendig	
Stufe 2: leichtes persistierendes Asthma	niedrig dosiertes IKS	Montelukast Theophyllin Cromon
Stufe 3: mittelgradiges persistierendes Asthma	mittel dosiertes IKS	mittel dosiertes IKS + Montelukast mittel dosiertes IKS + lang-wirksamer β_2-Agonist mittel dosiertes IKS + Theophyllin hoch dosiertes IKS
Stufe 4: schweres persistierendes Asthma	hoch dosiertes IKS + lang wirksamer β_2-Agonist + evtl. eine oder mehrere der folgenden Optionen: Montelukast Theophyllin orales GKS	

Bei Bedarf auf allen Stufen: bevorzugt kurz wirksamer β_2-Agonist

IKS: Inhalatives Kortikosteroid, GKS: Glukokortikosteroid
Theophyllin: Präparate mit verzögerter Wirkstofffreisetzung, β_2-Agonisten: Inhalative Präparate, orale β_2-Agonisten wurden aufgrund ihrer in Deutschland geringen Bedeutung hier ausgelassen. Da in Deutschland lediglich Montelukast als Antileukotrien erhältlich ist, wurde „leukotriene modifier" (GINA) durch Montelukast ersetzt.

5.7   Allergenspezifische Immuntherapie

Die allergenspezifische Immuntherapie (SIT) wird heute mit standardisierten Allergenextrakten, d. h. Präparationen konstanter Qualität und Allergenkonzentration durchgeführt. Die subkutane Applikation mit einer Therapiedauer von 3 – 5 Jahren (ganzjährig oder bei SAR als präsaisonale Langzeit-Immuntherapie) wird als Goldstandard betrachtet. Ihre Wirksamkeit ist bei allergischer Rhinitis und/oder Asthma für verschiedene Inhalationsallergene wie Gräserpollen, diverse Baum- und

Tabelle 5.**7** Voraussetzungen, allgemeine Indikationen und relative Kontraindikationen der allergenspezifischen Immuntherapie bei allergischer Rhinitis und Asthma

Allergenspezifische Immuntherapie (SIT)

Voraussetzungen
- klinische Relevanz des Allergens gesichert
- IgE-vermittelte Beschwerden (RAST)

Indikationen
- persistierende, mäßig-schwere AR
- die Kontrolle der Beschwerden durch Allergenkarenz und Pharmakotherapie ist nicht ausreichend
- die Pharmakotherapie zeigt Nebenwirkungen bzw. eine Reduktion der Pharmakotherapie wird angestrebt
- eine Beeinflussung des natürlichen Verlaufs der Erkrankung wird angestrebt

Kontraindikationen
- schwere Herz-Kreislauferkrankungen
- Einnahme von β-Blockern
- Tumorerkrankungen
- Autoimmunerkrankungen, Immundefizienzerkrankungen
- schwere psychische Erkrankungen oder schlechte Compliance
- sehr schweres Asthma bzw. irreversible Atemwegsobstruktion (FEV_1 konstant < 70 % des Vorhersagewertes unter Medikation)
- schwere atopische Dermatitis
- die SIT sollte nicht in der Schwangerschaft begonnen werden

Kräuterpollen, Hausstaubmilbenallergene, Katzenallergene sowie den Schimmelpilz Alternaria nachgewiesen [26,27]. Die Indikationen zur SIT sind in Tab. 5.7 aufgeführt. Alternative Schemata (z. B. Rush-Immuntherapie) und Applikationswege (z. B. sublinguale SIT) wurden entwickelt, sind jedoch noch nicht abschließend hinsichtlich ihrer Wirksamkeit im Vergleich zur konventionellen subkutanen SIT zu beurteilen. Die SIT birgt allgemein die Gefahr systemischer allergischer Nebenwirkungen wie beispielsweise Urtikaria, Asthmaanfälle oder anaphylaktischer Schocks. Die Indikationsstellung und Durchführung der SIT bleibt daher erfahrenen und notfallmedizinisch geschulten Allergologen vorbehalten. Die Zahl systemischer Nebenwirkungen kann durch geeignete Vorsichtsmaßnahmen gering gehalten werden (Tab. 5.**8**). Lebensbedrohliche Nebenwirkungen wurden in Verbindung mit sublingualer Immuntherapie bisher nicht beobachtet. Die SIT modifiziert die Immunant-

Tabelle 5.**8** Vorsichtsmaßnahmen bei der spezifischen Immuntherapie (SIT)

- Patienten müssen zum Zeitpunkt der Injektion asymptomatisch sein, Infektionen sollten nicht vorliegen, Impfungen sollten nicht am gleichen Tag erfolgen.
- bei Asthmatikern Lungenfunktion (FEV_1 oder PEF) vor Injektion: mindestens 70 % des Vorhersagewertes.
- Aufklärung des Patienten über Warnzeichen einer anaphylaktischen Reaktion (innere Unruhe, Kopfschmerzen, Hitzegefühl, Urtikaria, Juckreiz und Kribbeln palmar und plantar, perioral, im Genitalbereich sowie in Rachen und Nase).
- Injektionen (streng subkutan an der Rückseite der Oberarme, Aspiration!) müssen durch einen Arzt erfolgen.
- 30 Minuten Wartezeit nach Injektion, anschließend gezielte Befragung des Patienten und Kontrolle der Injektionsstelle durch den Arzt.
- Praxisteam muss in der Behandlung anaphylaktischer Reaktionen geschult und die entsprechende Ausrüstung verfügbar sein.
- Im Anschluss an die Injektion soll der Patient körperliche Anstrengungen, Alkohol und Allergenexposition (auch kreuzreagierende Nahrungsmittel) meiden.
- Zwischenanamnese vor der nächsten Injektion (lokale und systemische Reaktionen, neue Erkrankungen, Infektionen, neue Medikamente, Impfungen, Allergiebeschwerden).
- Den Patienten zur Einhaltung der vorgesehenen Termine anhalten.

wort im Sinne einer Verschiebung von einer TH_2- zu einer TH_1-Lymphozyten-dominierten Reaktionslage entweder durch Unterdrückung der TH_2-Aktivität oder Anstieg der TH_1-Aktivität oder beides. Die SIT kann den natürlichen Verlauf der allergischen Rhinitis verändern und ist damit die einzige kausale Therapie der allergischen Rhinitis: Ein lang anhaltender Behandlungseffekt mehrere Jahre nach Ende der Immuntherapie ist sowohl für die subkutane als auch für die sublinguale Immuntherapie nachgewiesen. Die subkutane SIT verhindert oder verzögert das Auftreten neuer Sensibilisierungen und scheint der Entwicklung von Asthma vorzubeugen, womit der SIT auch eine präventive Bedeutung zukommt, die ihren frühzeitigen Einsatz im Krankheitsverlauf (ab dem 5. Lebensjahr) empfiehlt. Die Erfolgsaussichten der SIT sind bei kurzer Erkrankungsdauer und wenigen Sensibilisierungen am größten.

Zusammenfassung

- Möglichkeiten der Allergenkarenz prüfen und wahrnehmen. Wichtigste Maßnahmen: s. Tab. 5.**1**.
- Intranasale Glukokortikosteroide (GKS) sind Mittel der ersten Wahl bei AR, insbesondere für Patienten mit persistierenden Beschwerden und nasaler Obstruktion. Bei Präparaten mit geringer systemischer Bioverfügbarkeit sind keine klinisch relevanten systemischen Nebenwirkungen zu erwarten.
- Antihistaminika sind Mittel der ersten Wahl bei intermittierender und persistierender AR vor allem bei Patienten mit begleitender allergischer Konjunktivitis und geringer nasaler Obstruktion. Orale und intranasale H_1-Antihistaminika (AH) wirken in erster Linie gegen die nasalen Symptome Rhinorrhö, Niesen und Juckreiz, orale AH auch gegen allergische Augenbeschwerden, aber nur schwach auf die nasale Obstruktion. Neuere Antihistaminika haben nur geringe oder keine sedierenden Nebenwirkungen. Topische AH sind bei intermittierender AR oder als zusätzliche Bedarfsmedikation indiziert.
- Cromone sind zwar gut verträglich, haben aber nur geringe Wirkungen. Sie sind heute noch in der Schwangerschaft und bei konjunktivitischen Beschwerden als Augentropfen angezeigt.
- Der Leukotrien-Rezeptor-Antagonist Montelukast bessert nasale und konjunktivale Beschwerden der allergischen Rhinokonjunktivitis. Seine Wirksamkeit bei der AR entspricht zumindest der oraler Antihistaminika, Montelukast zeigt aber darüber hinaus anti-eosinophile Eigenschaften. In Kombination mit oralen Antihistaminika und/oder nasaler Glukokortikoidtherapie bestehen additive Wirkungen.
- Inhalative Kortikosteroide (IKS) sind aufgrund ihrer antientzündlichen Eigenschaften und ihrer vorteilhaften Wirkungs-/Nebenwirkungsrelation die Therapie der ersten Wahl eines präventiven Asthma-Managements bei persistierenden Beschwerden („Controller"). Lokale Nebenwirkungen bestehen in seltenem Soorbefall der Mundhöhle und in Heiserkeit. Systemische Nebenwirkungen sind nur bei hoher Dosierung zu erwarten und gegen die Beeinträchtigungen durch das Asthma abzuwägen.
- Orale GKS können als Langzeittherapeutika bei sehr schwerem persistierendem Asthma oder kurzfristig bei Exazerbationen indiziert sein. Auf die GKS-typischen Nebenwirkungen ist bei Langzeitgabe zu achten.
- β_2-Agonisten wirken antiobstruktiv und nicht antientzündlich.
  - Lang wirksame β_2-Agonisten sind keine Asthma-„Controller" im engeren Sinn, sondern nur in Kombination mit GKS einzusetzen.

Toleranzentwicklung gegen den bronchoprotektiven Effekt kann die Wirkung in der Langzeittherapie beeinflussen. Vermindertes Ansprechen auf kurz wirksame β_2-Agonisten im Bedarfsfall, steigender Bedarf an β_2-Agonisten oder zunehmende Exazerbationen sollten eine Überprüfung und ggf. Erweiterung der antientzündlichen Therapie nach sich ziehen. Tachykardie, verminderte Kaliumspiegel und ein erhöhter kardialer Sauerstoffbedarf müssen bei kardial vorgeschädigten Patienten berücksichtigt werden.

- Inhalative kurz wirksame β_2-Agonisten sind die wichtigste Bedarfsmedikation bei Asthma. Jeder Patient mit Asthma sollte zur Notfallbehandlung ein derartiges Dosieraerosol bei sich tragen.

■ Der Leukotrienantagonist Montelukast hat bronchodilatatorische, aber vor allem antientzündliche Eigenschaften und lässt sich nach heutiger Kenntnis als präventive („Controller") Therapie einordnen, da er (vergleichbar mit niedrig dosierten IKS) Wirkungen auf Symptome und Exazerbationshäufigkeit aufweist. In Kombination mit IKS zeigt Montelukast additive Wirkungen auf Lungenfunktion, Asthmasymptomatik, Zahl der Exazerbationen und Bedarf an kurz-wirksamen β_2-Agonisten. Nebenwirkungen sind nicht häufiger als unter Plazebo.

■ Theophyllin wirkt gering bronchodilatatorisch. Retardierte Theophyllin-Präparate können nächtliche Atemnotanfälle verhindern. Aufgrund ihrer geringen therapeutischen Breite, der Notwendigkeit der Blutspiegelbestimmung und der schlechten Steuerbarkeit bei vergleichsweise geringer Wirkung verlieren diese Medikamente an Bedeutung.

■ Cromone sind als präventive Therapie selbst bei 4 × täglicher Verabreichung nur sehr schwach wirksam. Trotz guter Verträglichkeit werden sie daher, auch in der Pädiatrie, zunehmend weniger eingesetzt.

■ Richtschnur einer erfolgreichen Asthmalangzeittherapie sind heute verschiedene Stufenpläne, von denen der GINA-Stufenplan (s. Tab. 5.**3**.) derzeit führend ist. Die Kombination aus verschiedenen Anti-Asthmatika ist einer unbalancierten, hochdosierten Therapie mit einzelnen Substanzen vorzuziehen.

■ Aktuelle Studienergebnisse zeigen, dass Montelukast in Kombination mit IKS der Kombination mit lang wirksamen β_2-Agonisten in Bezug auf Symptomatik, Lungenfunktion und Exazerbationen gleichwertig ist, jedoch den Vorteil antientzündlicher Aktivität bietet.

■ Alle Patienten mit Asthma sollen bezüglich ihrer Erkrankung geschult werden, um zumindest mithilfe von PEF-Messungen Verschlechterungen frühzeitig zu erkennen und entsprechend einem Behandlungsplan die Therapie in vorgegebenen Grenzen anzupassen.

- Neuere Studien zeigen, dass Montelukast bei Patienten mit Asthma *und* AR beide Manifestationen der Atemwegserkrankung behandelt und damit als Basistherapie bei diesen komorbiden Patienten geeignet ist. Patienten mit Asthma und AR profitieren besonders von Montelukast, wenn die Rhinitis stark symptomatisch ist. Montelukast übt einen Schutzeffekt auf obere und untere Atemwege aus.
- In der Schwangerschaft muss eine optimale Asthmatherapie gewährleistet sein. Topische Arzneimittel sind während Schwangerschaft und Stillzeit zu bevorzugen.
- Die Therapie von Asthma und Rhinitis der Kinder unterscheidet sich nicht wesentlich von der Erwachsener. Altersentsprechende Dosierungen sind zu beachten. IKS sollten mit Spacer oder als Pulverdosieraerosole, im Kleinkindesalter alternativ auch mit Verneblern inhaliert werden. Eine Alternative zu niedrig dosierten inhalativen Kortikosteroiden im Kleinkindesalter ist Montelukast, das ab 6 Monaten zugelassen ist.
- Die allergenspezifische, subkutane Immuntherapie (SIT) mit einer Therapiedauer von 3 – 5 Jahren wirkt bei entsprechender Indikationsstellung gegen Inhalationsallergene bei Asthma und Rhinitis und kann der Entwicklung eines Asthmas bei allergischer Rhinitis entgegenwirken. Wegen der Gefahr schwerwiegender systemischer Reaktionen ist die SIT erfahrenen und notfallmedizinisch trainierten Allergologen vorbehalten.

Ausgewählte Literatur

1 AAAAI Position Paper. Environmental allergen avoidance in allergic asthma. J Allergy Clin Immunol 1999; 103: 203 – 205

2 Passalacqua G, Albano M, Bachert C, Davies RJ, Durham SR, Kontou-Fili K, Horak F, Malling HJ, van Cauwenberge P, Canonica GW. Inhaled and nasal corticosteroids: safety aspects. Allergy 2000; 55: 16 – 33

3 Bousquet J, Van Cauwenberge P, Khaltaev N, and the ARIA Workshop Group. Allergic rhinitis and its impact on asthma. ARIA. In collaboration with the World Health Organisation. J Allergy Clin Immunol 2001; 118 (Suppl 10): 1 – 315

4 Interdisziplinäre Arbeitsgruppe „Allergische Rhinitis" der Sektion HNO der DGAI. Leitlinie der DGAI zur allergischen Rhinokonjunktivitis. Allergologie 2003; 26: 147 – 162

5 Passalacqua G, Bousquet J, Bachert C, Church MK, Bindslev-Jensen C, Nagy L, Szemere P, Davies RJ, Durham SR, Horak F, Kontou-Fili K, Malling HJ, van Cauwenberge P, Canonica GW. EAACI position paper. The clinical safety of H_1-receptor antagonists. Allergy 1996; 51: 666–675

6 Lange B, Bachert C. Nebenwirkungsprofile von Antihistaminika und ihre klinische Relevanz. Allergologie 2004; 27: 49–71

7 Philip G, Malmstrom K, Hampel FC, Weinstein SF, La Force CF, Ratner PH, Malice MP, Reiss TF. Montelukast for treating seasonal allergic rhinitis: a randomized, double-blind, placebo-controlled trial performed in the spring. Clin Exp Allergy 2002; 32: 1020–1028

8 Ciprandi G, Frati F, Marcucci F, Sensi L, Tosca M-A, Milanese M, Ricca V. Nasal cytokine modulation by montelukast in allergic children: A pilot study. Eur Ann Allergy Clin Immunol 2004; 35: 295–299

9 Wilson AM, Orr LC, Sims EJ, Lipworth BJ. Effects of monotherapy with intra-nasal corticosteroid or combined oral histamine and leukotriene receptor antagonists in seasonal allergic rhinitis. Clin Exp Allergy 2001; 31: 61–68

10 Topuz B, Öğmen GG. Montelukast as an adjuvant to mainstay therapies in patients with seasonal allergic rhinitis. Clin Exp Allergy 2003; 33: 823–826

11 Bundesinstitut für Arzneimittel und Medizinprodukte: Arzneimittelschnellinformationen. Anwendungshinweise für Salmeterol in der Asthmatherapie. http://www.bfarm.de/de/Arzneimittel/am_sicher/am_sicher_asi/index.php?pv=&more=asi0302.php

12 Muijsers RBR, Noble S. Montelukast. A review of its therapeutic potential in asthma in children 2 to 14 years of age. Pediatr Drugs 2002; 4: 123–139

13 Noonan GP, Williams B, Angner R, Lu S, Knorr B, Reiss TF. Use of oral montelukast in the treatment of asthma. Comp Ther 2001; 27: 148–155

14 Ducharme FM. Anti-leukotrienes as add-on therapy to inhaled glucocorticoids in patients with asthma: Systematic review of current evidence. Br Med J 2002; 324: 1545–1551

15 Vaquerizo MJ, Castillo PC, Perpiña M, Sanchis J, Sobradillo V, Valencia A, Verea H, Viejo JL, Villasante C, Gonzalez-Esteban J, Picado C for the CASIOPEA (CApacidad de SIngulair Oral en la Prevencion de Exacerbaciones Asmaticas) Study Group. Effect of montelukast added to inhaled budesonide on control of mild to moderate asthma. Thorax 2003; 58: 204–211

16 Price DB, Hernandez D, Magyar P, Fiterman J, Beeh KM, James IG, Konstantopoulos S, Rojas R, van Noord JA, Pons M, Gilles L, Leff JA,

for the Clinical Outcomes with Montelukast as a Partner Agent to Corticosteroid Therapy (COMPACT) International Study Group. Randomized controlled trial of montelukast plus inhaled budesonide versus double dose inhaled budesonide in adult patients with asthma. Thorax 2003; 58: 211–216

17 Garcia-Marcos L, Schuster A, Pérez-Yarza EG. Benefit-risk assessment of antileukotrienes in the management of asthma. Drug Safety 2003; 26: 483–518

18 Wettengel R, Berdel D, Hofmann D et al. Empfehlungen zur Asthmatherapie bei Kindern und Erwachsenen. Pneumologie 1998; 52: 591–601

19 GINA Workshop Report, Global Strategy for Asthma Management and Prevention – updated April 2002. (Scientific information and recommendations for asthma programs. NIH Publication No. 02–3659); http://www.ginasthma.com/workshop.pdf

20 Bjermer L, Bisgaard H, Bousquet J, Fabbri LM, Greening AP, Haahtela T, Holgate ST, Picado C, Menten J, Dass SB, Leff JA, Polos PG. Montelukast and fluticasone compared with salmeterol and fluticasone in prevention against asthma exacerbation in adults: one year, double-blind, randomised, comparative trial. Br Med J 2003; 327: 891–895

21 Wilson AM, Dempsey OJ, Sims EJ, Lipworth BJ. A comparison of topical budesonide and oral montelukast in seasonal allergic rhinitis and asthma. Clin Exp Allergy 2001; 31: 616–624

22 MSD Sharp & Dohme GmbH, Haar

23 Wilson AM, White PS, Gardiner Q, Nassil R, Lipworth BJ. Effects of leukotriene receptor antagonist therapy in patients with chronic rhinosinusitis in a real life rhinology clinic setting. Rhinology 2001; 38: 142–146

24 Philip G, Nayak AS, Berger WE, Leynadier F, Vrijens F, Dass SB, Reiss TF. The effect of montelukast in rhinitis symptoms in patients with asthma and seasonal allergic rhinitis. Curr Med Res Opin 2004; 20: 1549–1558

25 Perry TT, Corren J, Philip G, Kim EH, Conover-Walker MK, Malice M-P et al. Protective effect of montelukast on lower and upper respiratory tract responses to short-term cat allergen exposure. Ann Allergy Asthma Immunol 2004; 93: 431–438

26 Abramson MJ, Puy RM, Weiner JM. Immunotherapy in asthma: an updated systematic review. Allergy 1999; 54: 1022–1041

27 Bousquet J, Lockey R, Malling HJ. Allergen immunotherapy: therapeutic vaccines for allergic diseases. A WHO position paper. J Allergy Clin Immunol 1998; 102: 558–562

6 Sachverzeichnis